D0805927

2/20

Vieillir avec grâce

Révision : Brigitte Lépine
Correction : Joëlle Bouchard et Caroline Hugny

Catalogage avant publication de Bibliothèque et Archives nationales du Québec et Bibliothèque et Archives Canada

Bombardier, Denise

Vieillir avec grâce

ISBN 978-2-7619-2964-6

1. Beauté corporelle. 2. Soins de beauté. 3. Vieillissement. I. Titre.

RA776.98.B65 2013 646.7'2 C2012-942881-7

01-13

© 2013, Les Éditions de l'Homme,
division du Groupe Sogides inc.,
filiale de Québecor Média inc.
(Montréal, Québec)

Tous droits réservés

Dépôt légal : 2013
Bibliothèque et Archives nationales du Québec

ISBN 978-2-7619-2964-6

DISTRIBUTEURS EXCLUSIFS :

Pour le Canada et les États-Unis :
MESSAGERIES ADP*
2315, rue de la Province
Longueuil, Québec J4G 1G4
Téléphone : 450-640-1237
Télécopieur : 450-674-6237
Internet : www.messageries-adp.com
* filiale du Groupe Sogides inc.,
filiale de Québecor Média inc.

Pour la France et les autres pays :
INTERFORUM editis
Immeuble Paryseine, 3, allée de la Seine
94854 Ivry CEDEX
Téléphone : 33 (0) 1 49 59 11 56/91
Télécopieur : 33 (0) 1 49 59 11 33
Service commandes France Métropolitaine
Téléphone : 33 (0) 2 38 32 71 00
Télécopieur : 33 (0) 2 38 32 71 28
Internet : www.interforum.fr
Service commandes Export – DOM-TOM
Télécopieur : 33 (0) 2 38 32 78 86
Internet : www.interforum.fr
Courriel : cdes-export@interforum.fr

Pour la Suisse :
INTERFORUM editis SUISSE
Case postale 69 – CH 1701 Fribourg – Suisse
Téléphone : 41 (0) 26 460 80 60
Télécopieur : 41 (0) 26 460 80 68
Internet : www.interforumsuisse.ch
Courriel : office@interforumsuisse.ch
Distributeur : OLF S.A.
ZI. 3, Corminboeuf
Case postale 1061 – CH 1701 Fribourg – Suisse
Commandes :
Téléphone : 41 (0) 26 467 53 33
Télécopieur : 41 (0) 26 467 54 66
Internet : www.olf.ch
Courriel : information@olf.ch

Pour la Belgique et le Luxembourg :
INTERFORUM BENELUX S.A.
Fond Jean-Pâques, 6
B-1348 Louvain-La-Neuve
Téléphone : 32 (0) 10 42 03 20
Télécopieur : 32 (0) 10 41 20 24
Internet : www.interforum.be
Courriel : info@interforum.be

Gouvernement du Québec – Programme de crédit d'impôt pour l'édition de livres – Gestion SODEC – www.sodec.gouv.qc.ca

L'Éditeur bénéficie du soutien de la Société de développement des entreprises culturelles du Québec pour son programme d'édition.

Conseil des Arts du Canada Canada Council for the Arts

Nous remercions le Conseil des Arts du Canada de l'aide accordée à notre programme de publication.

Nous reconnaissons l'aide financière du gouvernement du Canada par l'entremise du Fonds du livre du Canada pour nos activités d'édition.

Denise Bombardier

avec la collaboration d'Éric Dupont,
docteur en physiologie-endocrinologie

Vieillir avec grâce

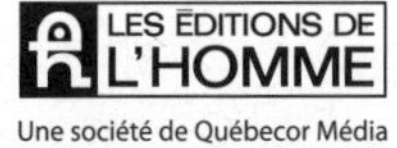

Une société de Québecor Média

AVANT-PROPOS

Il y a vingt ans, je n'aurais pas cru qu'un jour j'écrirais un livre sur l'art de vieillir en beauté. Je n'ai jamais été une fanatique du miroir. Je me regarde dans la glace pour me maquiller légèrement, mais je ne m'attarde pas. À quoi bon chercher sur mon visage les traces du temps qui passe ? Je ne suis pas une belle femme, mais j'ai toujours cru les hommes qui me disaient : « Tu es belle. » J'estime que l'amour est aveugle. Qu'il transfigure le regard que l'on porte sur l'être aimé. Cela a toujours suffi à me convaincre du bien-fondé des hommages amoureux que les hommes me rendaient.

J'ai eu des amies très belles et toutes, sans exception, avaient du mal à l'admettre. Certaines se trouvaient sincèrement laides. Comme quoi la beauté ne rassure que celles qui sont bien dans leur peau. J'ai même connu de vraies laides – visage ingrat, nez plus qu'imparfait, lèvres trop minces, poches sous les yeux – qui se croyaient belles et de ce fait charmaient leur entourage. Elles avaient de l'allure, du panache, de la vivacité, une peau de pêche et des sourires dans le regard.

Avec l'âge, il faut « réparer des ans, l'irréparable outrage », pour citer le grand dramaturge français du XVIIe siècle Jean Racine. Or, de nos jours, les filles à peine sorties de l'adolescence se préoccupent de « réparer des ans » ou de la naissance les imperfections physiques, aidées en cela par l'évolution de la chirurgie esthétique et de la cosmétique. Nous vivons à une époque où, contrairement à nos ancêtres, l'on croit que la perfection est de ce monde. Et avant soixante ans, peu de gens se disent vieux. La vie, annonce-t-on partout, commence à cinquante ans.

Toute ma vie professionnelle s'est déroulée devant les caméras de télévision. Longtemps, un mauvais maquillage, une coiffure rebelle, un éclairage inadéquat me laissaient indifférente. Me considérant comme une journaliste sérieuse, je ne me préoccupais que du contenu de mes propos. J'étais, de plus, une des rares femmes à l'écran et j'aurais été malvenue d'exiger un éclairage adouci, un maquillage plus adapté à mon travail plutôt qu'une copie de celui qu'on appliquait aux chanteuses ou aux actrices. À vrai dire, il fallait faire oublier que je n'étais pas un homme. J'ai donc été massacrée par des spots qui créaient sous mes yeux ou dans mon cou des plis en accordéon que je n'ai jamais eus. Cela durcissait ma figure, accentuant l'agressivité dont on me taxait à cause de ma façon directe, incisive et souvent impertinente d'interroger les hommes politiques en particulier. Je me fichais donc de mon image, d'autant plus qu'à l'époque, à mes yeux, l'obsession sociale de la perfection physique était réservée aux actrices et mannequins, et aux femmes oisives et privilégiées. Dans les années soixante-dix, les filles voulaient être reconnues pour leur intelligence avant tout. Le féminisme d'alors considérait presque la beauté comme un handicap ou un prétexte pour confiner les femmes dans leur rôle traditionnel.

J'avais quand même des amies qui dépensaient une partie de leur salaire en vêtements et en produits de beauté, les deux étant souvent indissociables. Ce n'était évidemment pas mon cas. Aujourd'hui encore, je suis une consommatrice avertie. Sceptique de nature, je me méfie des vendeurs de rêve. Ce qui ne signifie pas que je n'aie fait quelques folies, en ne résistant pas, par exemple, à un pot de grande dimension contenant deux cuillerées à peine d'une crème d'autant plus soyeuse qu'elle coûtait l'équivalent d'une semaine de loyer. J'ai même un jour acheté, à Paris, un produit censé faire perdre du poids pendant le sommeil. Toujours impatiente, j'en ai appliqué plusieurs couches pour un résultat plus rapide, et après avoir renouvelé l'achat trois fois en 15 jours et lancé par la fenêtre quelques centaines de dollars, je me suis retrouvée avec un kilo supplémentaire, résultat de quelques repas bien arrosés. Cette tentative de croire aux miracles correspondait à une période difficile de ma vie amoureuse. Comme quoi les crèmes miracles servent souvent de consolation dans nos petits malheurs.

De nos jours, rares sont les femmes qui résistent à l'appel de la jeunesse éternelle, et les hommes ne boudent plus cette révolution – car c'en est une. Personne ne peut prétendre ignorer les cosmétiques et la chirurgie esthétique, légère ou invasive. Mais plusieurs des femmes qui y ont recours demeurent discrètes ou vont jusqu'à nier leurs liftings, liposuccions et autres interventions pour modifier la silhouette ou freiner le vieillissement. «Miroir, dis-moi qui je suis», disent-elles, et grâce à l'image que leur renvoie la glace, elles se convainquent d'être celles que le bistouri a modelées. Il y a aussi les fatalistes, qui haussent les épaules et estiment inéluctable le déclin physique. La majorité des femmes se situe entre ces extrêmes. J'appartiens à cette majorité. J'ai trouvé dans l'ensemble des interventions que propose la chirurgie esthétique et parmi les crèmes de la cosmétologie une aide précieuse. Mais je crois à l'approche légère. Comme beaucoup de femmes, je crains la chirurgie lourde, et je suis méfiante devant l'avalanche de crèmes miracles. J'ai découvert il y a quelques années une ligne de produits dont je constate l'efficacité. Mais ce ne sont pas des produits qui s'annoncent miraculeux.

Les femmes de tous temps ont eu recours à des produits et des artifices pour s'embellir. Car la beauté comme l'amour demeure un des grands rêves qui habitent les êtres humains, quelle que soit leur culture. En ce sens, la recherche de la beauté est l'une des valeurs universellement partagées.

L'industrie de la beauté est aussi un monde où les profits se multiplient et où l'efficacité peut se diviser. Un univers fascinant, attirant, qui risque de nous décevoir si nous croyons qu'il va nous métamorphoser. La cosmétologie, le nom le dit, est le support de la beauté, mais son maître d'œuvre demeure la personne elle-même.

Cet ouvrage est à la fois un guide et un essai. Grâce à sa collaboration précieuse et enthousiaste, le Dr Éric Dupont, chercheur titulaire d'un doctorat en physiologie-endocrinologie, m'a permis d'entrer dans le monde complexe et secret de la cosmétologie.

La beauté à travers les âges

LES COSMÉTIQUES SONT PRESQUE AUSSI ANCIENS QUE L'HOMME. Trois mille ans avant Jésus Christ, les Égyptiens connaissaient déjà les huiles parfumées, les onguents, le maquillage et le dentifrice. Tout au long de l'histoire humaine, les cosmétiques dont on usait ont varié selon les modes et les matières premières disponibles.

Quant aux critères de la beauté, ils ont énormément évolué à travers le temps. Une belle femme du XVIe siècle ne plairait certainement pas aux hommes d'aujourd'hui. La blancheur du teint, la lourdeur des seins, la minceur des hanches, la rondeur des courbes, la maigreur ou l'embonpoint ont été, selon les époques, des critères de beauté ou de laideur.

Dans son ouvrage, *Histoire de la beauté*[1], l'historien Georges Vigarello montre bien cette évolution, de la Renaissance à nos jours. Au XVIe siècle, par exemple, la main et le visage sont les éléments premiers de la beauté d'une femme. Évidemment, couvert par les robes, le corps féminin n'est pas dévoilé. Le roi d'Angleterre Henry VIII enverra même des émissaires afin d'évaluer la beauté de la duchesse de Naples, qu'il compte épouser. Le roi donnera des directives précises à ses ambassadeurs de cette mission spéciale: ils devront être attentifs à la forme de la main. Est-elle épaisse ou mince? Grasse ou maigre? Longue ou courte? Le roi y accorde une importance considérable. Les émissaires devront aussi décrire au souverain les doigts de la duchesse, examiner avec minutie si le bout est étroit ou large. Comme quoi toutes les parties du corps de la femme sont susceptibles d'attirer ou de repousser le prétendant.

Au XVIe siècle, les cosmétiques comme le fard à joues, le rouge à lèvres et les huiles pour la poitrine sont utilisés par les prostituées, et donc rejetés par les femmes, qui les associent à l'impureté et la débauche. Les religieux se sont

1. Georges Vigarello, *Histoire de la beauté,* Éditions du Seuil, Paris, 2004.

toujours méfiés des artifices et à leurs yeux, la beauté qui n'est pas naturelle est une offense à Dieu. Cependant, cela n'empêche pas l'usage des cosmétiques et l'engouement pour ceux-ci dans les traités sur la beauté.

D'ailleurs, c'est avec effarement qu'on y découvre que les produits alors utilisés contenaient du plomb et de l'arsenic – bien sûr nocifs pour la peau et les dents –, ce que dénonçaient des médecins de l'époque, de même que des écrivains, dont les descriptions sont édifiantes. Ces crèmes rendent «l'haleine puante, les dents noires et à la fin, les fait tomber[2]». De là sans doute le proverbe «Il faut souffrir pour être belle». À cela s'ajoutent les masques sanglants faits de sang de poulet ou de pigeon que les belles portent la nuit, croyant pouvoir faire disparaître les rougeurs sur les joues et le nez. Les dames de la Cour, elles, s'appliquent des concoctions d'or, d'argent et de perles. Étonnons-nous qu'à notre époque certaines grandes marques proposent des produits à base de poudre d'or, de platine, de caviar et autres substances aussi précieuses que hors de prix. À cet égard, rien n'a changé depuis des siècles.

2. Jean Liebault, *Trois livres de l'embellissement et ornement du corps humain,* Paris, 1582. Cité par G. Vigarello, op. cit.

Au XVIIe siècle, les femmes, grâce aux progrès de la science, ont désormais un choix plus large de produits de beauté. Des huiles, des eaux de talc, des poudres s'ajoutent à leur trousse. Les fards à joues, les mouches, ces petits morceaux de tissu collés sur le visage comme de gros grains de beauté, ont la cote. Les fards continuent de susciter de la méfiance mais des femmes de plus en plus nombreuses se «peinturent» la figure, exerçant ainsi une liberté nouvelle. En agissant de la sorte, elles donnent à penser qu'elles veulent séduire d'autres hommes que leur époux. Jean Liebault écrit: «Les soins de paraître belle se prennent peu pour les maris.» Le fard à joues comme geste d'affranchissement de l'autorité mâle. Qui peut croire après cela que la soumission des femmes n'a cessé qu'avec le féminisme du XXe siècle? Les fards, dont l'engouement ne s'est jamais démenti jusqu'à nos jours, ont toujours conservé depuis ce temps un relent d'interdit. Il y a encore quelques décennies, on disait d'une femme: «elle est trop maquillée» pour semer le doute sur sa vertu ou sa distinction.

Au XVIIIe siècle, la beauté devient singulière. Si bien que l'on adapte désormais les fards à la personne qui en use. Le choix des couleurs se multiplie et varie selon l'heure de la journée. Les fards ne cessent pas d'être critiqués pour autant. Nombre d'hommes les dénoncent, les associant au mensonge. Une femme fardée cacherait des choses et ferait douter de sa sincérité. Que diraient ces hommes du XVIIIe siècle face aux femmes liftées d'aujourd'hui ? À bien y penser, il vaut mieux pour eux qu'ils soient déjà morts. Le comportement des femmes d'aujourd'hui les tuerait !

C'est à la fin du XVIIIe siècle que l'on se préoccupe officiellement, à l'Académie des sciences de Paris, des effets dévastateurs des produits comme le plomb, le céruse, le bismuth ou le cobalt, utilisés dans la composition des crèmes et des huiles. Les matières végétales, si prisées de nos jours, sont alors recherchées parce qu'on les considère déjà comme étant moins dangereuses. Le safran et le carmin servent à obtenir le rouge, que l'on décline en plusieurs teintes. Cette préoccupation des effets secondaires des produits de beauté sur la peau des femmes oblige à une fabrication plus « professionnelle » que les concoctions domestiques. Les apothicaires et les parfumeurs commercialisent alors les cosmétiques. C'est en quelque sorte la naissance du principe de précaution, qui évoluera lentement pour en arriver aujourd'hui, face à l'industrie des cosmétiques, à des législations et des réglementations de plus en plus sévères selon les pays. La mondialisation des marques favorise cette tendance. N'est-il donc pas intéressant de constater que trois cents ans plus tard, nous sommes toujours en train de débattre des bienfaits des produits naturels – vers lesquels une majorité de consommateurs orientent leurs choix –, se méfiant toujours des produits chimiques et oubliant que la chimie a aussi contribué à la santé publique à travers tous les médicaments qui ont permis d'allonger l'espérance de vie ?

Au XIXe siècle apparaît un mot nouveau : « maquillage ». C'est l'époque de la beauté romantique, qui n'est plus naturelle, comme au XVIe siècle, mais travaillée. L'état d'esprit repose sur le refus de subir son corps. La personne devient responsable de son image. Elle se fabrique sa propre beauté, en quelque sorte. Il devient donc légitime de camoufler les imperfections héritées de la naissance. Grâce aux cosmétiques, la femme peut et doit user des artifices que sont les « produits de beauté », un concept nouveau qui correspond à l'idée que l'on se fait de la beauté séductrice. Mais il est aussi question de soins de beauté. L'ancêtre de toutes les crèmes nettoyantes et hydratantes, le cold-cream voit le jour. De grands magasins, tels Whiteleys à Londres et Marshall Field's à Chicago, offrent aux dames une gamme de nouveaux produits qui apparaissent régulièrement sur le marché. Des stars sont mises à contribution pour vendre telle ou telle marque. La grande actrice française Sarah Bernhardt, par exemple, associera son nom à une fameuse poudre de riz, à des crèmes, des lotions et des parfums. C'est le début de l'utilisation publicitaire de stars dont la beauté fait rêver les femmes qui cherchent à s'identifier à elles. On devient ces icônes de beauté avec des produits censés assurer la jeunesse éternelle.

Le XXe siècle fait exploser l'industrie de la beauté, jadis réservée aux dames de la noblesse puis de la riche bourgeoisie. La crème de beauté se démocratise, en quelque sorte. Quant aux soins de beauté, ils vont connaître une progression vertigineuse, au point où rares sont les personnes qui n'y ont jamais eu recours. Enfin, les hommes, désormais eux aussi conscients de leur image et obsédés par l'âge, ne craignent plus de passer pour trop délicats, voire gays, et utilisent, quel que soit leur âge, ce qu'ils appelaient il n'y a pas encore si longtemps les «crèmes de bonnes femmes». L'industrie de la beauté a vite compris son intérêt et les lignes de produits pour hommes vantent dorénavant la virilité, la force et l'élasticité du visage afin d'apprivoiser le mâle, lui aussi en mal de jeunesse éternelle.

* * *

L’inévitable vieillissement du corps humain

SI VINGT ANS EST LE PLUS BEL ÂGE, SELON L'ADAGE, C'EST AUSSI L'ÂGE DE LA FIN DE LA CROISSANCE, donc du début du vieillissement, car l'usure est affaire de temps. Mais cette usure n'est pas, on le sait, exclusivement liée à l'âge. Elle dépend aussi de la façon de vivre et des conditions dans lesquelles se déroule la vie.

Jamais, dans l'histoire humaine, les gens ne se sont autant préoccupés de leur bien-être physique. Jamais, également, les tentatives de combattre le vieillissement n'ont provoqué tant d'espoirs. À travers les âges, la détérioration du corps a toujours été vécue comme une fatalité à laquelle tentait d'échapper une infime minorité de privilégiés de la royauté et de la noblesse. Sans grand succès évidemment. Le vieillissement n'était que le précurseur de la mort inévitable. On pourrait même dire que la mort représentait le passage obligé pour arriver au bonheur éternel, donc à la jeunesse perpétuelle. Du moins pour les croyants des grandes religions révélées que sont le christianisme, le judaïsme et l'islam.

Aujourd'hui, le vieillissement est non seulement insupportable et vécu comme une déchéance, mais on tente de le freiner avec tous les moyens que la science met à notre disposition. L'objectif est de vieillir en conservant les attributs de la jeunesse, mais avec une nuance de taille : en tentant de prolonger la période de la jeunesse le plus longtemps possible. Il y a quarante ans, un quadragénaire était considéré comme un homme en pleine maturité. Aujourd'hui, l'on qualifie un homme de quarante-huit ans de « jeune homme ». Quelqu'un meurt à soixante-cinq ans, on dit : « Il est mort jeune. » On entend aussi d'étonnantes remarques à propos d'une personne, homme ou femme de quatre-vingts ans : « Elle n'est pas si vieille », fera-t-on remarquer dans ce cas-là. Bref, le XXIe siècle flirte avec le mythe de l'éternité.

Aux États-Unis, la Mathusalah Foundation (fondation Mathusalem) décerne chaque année à des chercheurs en biologie ou en génétique un prix de quelques millions de dollars pour avoir réussi à prolonger substantiellement la vie d'une souris. Le prix se nomme le M Prize (M pour *mice* [souris]). La fondation se consacre à la recherche pour allonger la vie humaine à partir d'expériences sur les souris. Certains avancent des chiffres à donner le vertige. On parle de cent quarante à cent cinquante ans de vie. Qui veut vivre jusqu'à cet âge ? Peu de gens, sans doute, mais les chercheurs qui s'y intéressent et croient qu'on réussira à parvenir à ces plafonds dans un délai raisonnable imaginent que la science offrira les moyens de régénérer entièrement le corps humain. Cela veut dire une révolution de la génétique et de la biologie cellulaire, et un usage plus poussé du laser et des crèmes rajeunissantes qui, à ce jour, ne sont pas toutes efficaces, on le sait.

Certains estiment que nous entrons dans l'ère de la science-fiction, mais les rêveurs fous des laboratoires croient pouvoir repousser les frontières du vieillissement et sont convaincus de la possibilité de transformer l'homme de demain, qui vieillira certes, mais en conservant une apparence jeune avec des organes reconstitués ou remplacés. Un homme recréé, retapé, gardant la forme, défiant la fatigue, et dont l'allure ne permettra plus de deviner l'âge.

D'ailleurs, l'âge est devenu une réalité floue, variable, surprenante. À quel âge, de nos jours, peut-on poser la question « Quel âge avez-vous ? » sans insulter la personne, la femme en particulier ? Je viens d'une famille où les femmes – mes tantes et ma mère – ont toujours masqué leur âge. Au point où je n'ai découvert que lors du décès de ma propre mère qu'elle s'était rajeunie de trois ans, ses papiers officiels en faisant foi. L'âge chronologique n'est plus qu'une référence pour l'état civil et les droits rattachés à la retraite. Les gens préfèrent se référer à leur âge biologique et la mode est aux tests qui prétendent l'évaluer. Les cinquantenaires sont tout heureux de se vanter de leur taux de cholestérol spectaculairement bas, de leur glycémie parfaite, de leur vue à peine altérée et de leur ouïe sans faille. Dans ce dernier cas de figure, des spécialistes de l'oreille savent que les jeunes qui ont quinze et vingt ans aujourd'hui et le casque d'écoute vissé sur la tête sont sur la pente glissante de la surdité. Usés par trop de décibels, ils deviendront « durs d'oreille » – caractéristique auparavant réservée aux

« vieux » – bien avant d'atteindre l'âge chronologique de soixante ou soixante-dix ans, qui correspondait jadis à cette dégénérescence. Mais qu'importe ? Les implants perfectionnés seront à leur disposition avec l'évolution technologique.

Les adeptes du sport, eux, sont fiers de leur corps en forme, résultat d'un entraînement quotidien. Parmi eux, les sexagénaires musclés au ventre plat, à la capacité thoracique défiant la moyenne, aiment se comparer aux plus jeunes, qu'ils décoiffent au poteau d'arrivée en vélo, dans les marathons ou les piscines de dimensions olympiques. Leur âge biologique est le seul qui vaille à leurs yeux. D'autant plus qu'ils se contraignent souvent à un régime alimentaire excluant les excès en tout genre : gras, alcool, sucre, etc. Ils caressent l'idée d'avoir l'âge de leurs artères à la circulation fluide, et certains croient même que ce mode de vie les met à l'abri de la maladie et de la mort. Lorsque survient une crise cardiaque ou un diagnostic de cancer, la stupeur s'ajoute à l'angoisse. Leur âge biologique ne les avait pas préparés à de tels dérapages.

Une autre catégorie de gens se réclament de leur âge psychologique. « L'âge est dans la tête », dit la maxime. J'ai connu une vieille dame indigne de quatre-vingt-huit ans, le visage comme un fruit trop mûr mais la taille fine et l'allure vive, à qui j'ai demandé, un jour où elle s'affairait à peinturer elle-même la clôture qui bordait sa propriété: «Mais quel âge avez-vous dans votre tête?» «Quarante-cinq ans, me répondit-elle, et c'est bien là mon problème. J'oublie quelquefois que je n'ai plus de temps devant moi.» D'une certaine façon, sa vitalité, son énergie et une sagesse évidente, alliées à une santé exceptionnelle, l'avaient mise à l'abri des avatars de la vieillesse. Avec toutes les avancées de la science et une culture qui incite à refuser le fatalisme du passé, les gens peuvent, pour la première fois dans l'histoire de l'humanité, espérer vieillir en bonne santé. Mais pour cela, il leur faudra combattre les préjugés sur les vieux – qu'on perçoit encore comme des fardeaux pour la famille – et la société, lorsque ces maladies de l'âge que sont l'Alzheimer, l'arthrose et la dégénérescence de la rétine s'abattront sur eux.

La science actuelle nous indique qu'il n'y a qu'une fatalité à laquelle nous ne pouvons échapper, celle de nos gènes. Notre bagage génétique est un héritage incontournable. On ne choisit pas ses parents, pour le meilleur et pour le pire. Si bien que malgré une hygiène de vie rigoureuse, une préoccupation constante de son corps, que l'on soigne et cajole, nos gènes nous déterminent. Ce qui ne signifie pas que l'on doive subir les conséquences du vieillissement sans broncher et en ignorant les progrès scientifiques, en particulier en génétique. Les connaissances nouvelles nous servent à mieux vivre. L'expression « qualité de vie » s'est imposée à nous et ceux qui la boudent – et ils sont nombreux, pensons au phénomène de l'obésité moderne – font un choix de vie coûteux pour eux mais aussi pour la société. À cet égard, les téléréalités tant décriées, où des obèses exposent leur chair débordante devant des millions de téléspectateurs avec la volonté de perdre des dizaines, voire des centaines de kilos, ont une valeur pédagogique plus importante que plusieurs voudraient le croire. Cette perte de poids s'accompagne d'un changement radical de l'alimentation, d'une discipline de vie, mais également d'un désir de transformation physique. Coiffure, maquillage, soins du visage prennent une importance nouvelle. L'on n'a qu'à observer autour de soi pour se rendre compte que le laisser-aller physique va souvent de pair avec une indifférence apparente à l'usure du corps, que l'on ne tente pas de masquer. En ce sens, le vieillissement peut aussi être lié à un affaissement ou une altération du goût de vivre. Les spécialistes de la maladie mentale sont à même de constater qu'une patiente atteinte de dépression profonde ne se préoccupe guère de son image, et que le fait qu'elle recommence à se maquiller est un indice qu'elle émerge de son enfermement.

Se laisser vieillir sans ressentir le besoin d'intervenir pour en freiner les ravages risque d'être considéré de plus en plus comme une tare sociale. Au mieux comme un handicap. À cette discrimination contre les vieux s'ajoute celle visant les personnes indifférentes aux outrages du temps. En ce sens, les vieux d'apparence soignée échapperont à leur âge et des plus jeunes au physique délabré grossiront le camp des vieux. Cela nous renvoie à la question de l'âge qui, jusqu'à notre époque, a servi à classer les humains.

* * *

À quel âge est-on vieux ?

JUSQU'AU XVIIIE SIÈCLE, L'ÂGE D'UNE PERSONNE N'ÉTAIT PAS TOUJOURS CONNU. D'ailleurs, encore aujourd'hui, dans les pays pauvres de la planète, nombre de gens ne connaissent pas la date exacte de leur naissance. La comptabilité des humains est aussi liée au développement et à l'organisation sociale. Les statistiques sont une science moderne et les registres d'état civil ont existé grâce à l'alphabétisation. Donc, jusqu'au XVIIIe siècle, l'âge n'était pas la référence obligée pour définir la vieillesse. Les signes physiques de vieillissement, l'incapacité de travailler, la ménopause et le veuvage étaient des éléments sur lesquels on se basait pour déclarer qu'une personne était vieille. Il est évident que soixante ans était alors un très grand âge, compte tenu de la faible espérance de vie. Jusqu'au XXe siècle, on a eu tendance à établir le seuil de la vieillesse à cinquante ans. Puis, autour de 1950, l'âge de la vieillesse est devenu celui de la retraite et est passé de soixante à soixante-cinq ans. Dans les années cinquante, les retraités avaient une espérance de vie assez faible et une santé plutôt précaire. Et n'oublions pas que la science et la cosmétologie n'avaient pas encore à offrir la panoplie actuelle : la chirurgie esthétique, en passant par le Botox et les crèmes de plus en plus performantes offertes en plus grand nombre. Le maquillage ne suffisait pas à rajeunir les femmes, et d'ailleurs l'on considérait qu'une femme âgée devait s'abstenir de se maquiller de façon trop voyante. Les grands-mères de l'époque, sauf dans des milieux privilégiés, et encore, rosissaient leurs lèvres et leurs joues mais abandonnaient le maquillage des yeux, réservé aux femmes plus jeunes. L'on devenait non seulement vieux plus tôt, mais on « habitait » son âge en s'habillant avec plus de sobriété et en évitant les coloris bruyants. Être vieux, c'était aussi avoir l'air vieux. L'on n'a qu'à regarder les photos anciennes pour constater que la vieillesse, c'était aussi une façon de se coiffer, de se vêtir et de masquer son corps, dans le cas des femmes.

L'âge de la vieillesse n'a cessé, cependant, d'évoluer. À noter ici qu'il ne faut pas confondre l'espérance de vie et l'âge de la vieillesse. Dans ce dernier cas, il est intéressant de noter que l'entrée dans la vieillesse se situait, en 1930, à soixante ans environ pour les hommes, et soixante-cinq ans pour les femmes. En 2000, c'est à soixante-treize ans que les hommes et soixante-dix-neuf ans que les femmes sont classés dans la catégorie des vieux. Selon cette classification, la proportion de personnes dites âgées serait donc en baisse, passant de dix pour cent de la population en 1980 à sept pour cent en 2000. Et les mêmes statistiques permettent de croire qu'en 2040, c'est à quatre-vingt-deux ans que se situera l'entrée dans la vieillesse, cette période de la vie associée à la maladie et à la mort.

Quant à l'espérance de vie, qui évidemment s'allonge d'année en année, elle devient moins attirante, si l'on peut dire, que l'espérance de vie en bonne santé à laquelle tout le monde aspire. Le fossé est en train de se creuser entre la perception et la réalité. Actuellement, nous sommes considérés comme vieux à soixante-cinq ans, l'âge de la retraite que plusieurs souhaitent mais que des personnes physiquement en forme, intellectuellement alertes et ayant atteint une maturité professionnelle indiscutable redoutent de plus en plus. Il faudra bien affronter cette contradiction d'être socialement vieux de plus en plus jeune et biologiquement vieux de plus en plus tard.

Aux États-Unis, le Pew Research Center a mené une enquête, en 2009, auprès d'Américains de plus de dix-huit ans. Sans surprise, les gens de moins de trente ans considèrent qu'on devient vieux à partir de soixante ans. Ceux qui ont atteint l'âge de soixante-cinq ans estiment que la vieillesse se situe à partir de soixante-quatorze ans. Les femmes de cette catégorie situent en moyenne la barre à soixante-dix ans et les hommes à soixante-six ans. Ce résultat confirme ce que l'on observe autour de nous, à savoir que les hommes semblent être plus affectés par l'idée de vieillir que les femmes. Dans la langue populaire, on dit souvent que «les hommes vieillissent mal» et il faut entendre les confidences des épouses partageant la vie de leur homme vieillissant. Règle générale, celles-ci leur reprochent de se plaindre, d'être moins actifs qu'elles et d'être plus casaniers. Il semble évident que les femmes de plus de soixante ans demeurent plus actives que leurs maris du même âge.

À la question «Quand devient-on vieux?», les répondants se sont vus offrir un choix multiple de réponses, avec des résultats parfois surprenants. Qu'on en juge: soixante-dix-neuf pour cent des gens estiment qu'on est vieux à quatre-vingt-cinq ans, soixante-seize pour cent croient que c'est l'incapacité à vivre seul qui définit ce statut, soixante-six pour cent des répondants lient la vieillesse à l'incapacité de conduire une voiture, cinquante et un pour cent l'attribuent à l'incapacité de se souvenir des noms familiers et, étonnamment, trente-trois pour cent seulement estiment qu'on est vieux lorsqu'on n'est plus actif sexuellement. Enfin, vingt-trois pour cent associent la vieillesse à la retraite et quinze pour cent seulement au fait d'être grands-parents.

Le démographe québécois Jacques Légaré considère quant à lui que le seuil pour situer les aînés n'a plus tellement de sens. Quant aux études de l'historien anglais Peter Laslett, un des pionniers de l'histoire du vieillissement, elles tendent à prouver que l'homme d'aujourd'hui ne connaît pas trois âges: la jeunesse, l'âge mûr et la vieillesse, mais plutôt quatre. Il situe en troisième la période allant de la retraite à la vieillesse. Ce troisième âge, évidemment, n'a jamais été pris en compte dans aucune société. Le quatrième âge, lui, constitue la vieillesse.

Il existe donc de plus en plus de différences entre l'âge chronologique, l'âge que la personne a le sentiment d'avoir et qui, sauf exception, est toujours inférieur à son âge chronologique, et l'âge que les autres lui renvoient. On peut penser que les solutions cosmétiques tels la chirurgie et le Botox sont une façon pour la personne de « maquiller son âge » aux yeux des autres. Le petit jeu qui consiste à demander à l'autre : « Quel âge me donnez-vous ? », si prisé des femmes et qui demeure un risque calculé pour celui qui ose répondre, démontre à quel point, en matière d'âge, et quelles que soient les étapes de la vie, le jugement social sur leur âge contribue à conforter ou inquiéter les femmes d'aujourd'hui. La peur de vieillir apparaît dès la trentaine, avec la crainte d'avoir l'air plus vieux que son âge chronologique. L'explosion des interventions pour empêcher le corps de trahir son usure est une des conséquences de l'angoisse moderne.

Pour ajouter une note d'humour à cette lancinante question qui coiffe le chapitre, j'ajouterai une constatation personnelle. J'ai eu le sentiment d'être en train de vieillir lorsque je me suis mise à trouver que les policiers dans les rues et les commandants de bord dans les avions avaient l'air jeunes. Je devais être au début de la cinquantaine, avec l'air plus jeune que mon âge réel évidemment, et jusque-là, j'avais toujours eu l'impression que les représentants de l'ordre public et les pilotes de ligne, drapés dans leurs uniformes, étaient plus âgés que moi. Ce fut d'abord un choc puis le début d'une adaptation à ma nouvelle réalité. Je n'étais pas encore vieille, je n'étais tout simplement plus jeune!

* * *

Contrer le vieillissement du corps

J'AI UN AMI DONT L'HUMOUR DÉSTABILISE SOUVENT SES INTERLOCUTEURS. Il use de termes réservés à sa voiture lorsqu'il parle de son corps. Sa visite annuelle chez le médecin devient une «inspection générale». Il dit: «Je dois voir mon garagiste» lorsqu'il voit son médecin. Et son corps est une «carrosserie» dont il faut parfois changer les morceaux ou bien les rafistoler. À vrai dire, le corps est réellement une machine. À la fois admirable, puissante, fragile, mystérieuse et surprenante. Avec l'âge surviennent les «ratés». Certains sont inévitables mais les avancées de la science permettent à la fois de prévenir, sinon de retarder, l'usure, et surtout de remplacer des pièces indispensables pour atteindre cette qualité de vie qui nous obsède tous.

En vieillissant, la vue baisse, c'est bien connu. Or, les progrès technologiques mis au service de l'ophtalmologie permettent d'éviter ces drames qui accablaient les personnes âgées quand la presbytie et les cataractes les rendaient totalement aveugles ou tout au moins semi-aveugles. La presbytie se corrige maintenant grâce aux lunettes et aux lentilles, et la cataracte disparaît grâce à une intervention chirurgicale quasi banale. De nos jours, les personnes âgées peuvent ainsi retrouver la vision de leurs vingt ans.

Le glaucome, lorsqu'il est diagnostiqué rapidement, peut être stabilisé grâce à un médicament miracle, le Xalatan, et son évolution ne conduit plus nécessairement à la cécité, grâce aussi à la chirurgie. J'ai une tante qui s'est, en quelque sorte, laissée mourir parce qu'elle n'y voyait plus. Je sais qu'elle pourrait aujourd'hui, si elle était diagnostiquée – ce qui ne fut pas le cas à son époque – espérer avoir le bonheur de conserver ses yeux mordorés, avec lesquels elle séduisit tant d'hommes et rendit jalouses tant de femmes. Elle est née trop tôt. La science ne l'a pas attendue. Quant à la dégénérescence maculaire liée à l'âge, son diagnostic dépend du stade où elle est constatée. Une pigmentation de la macula, la zone centrale de la rétine, en est un premier signe, mais ce n'est pas la maladie. Avec des lunettes protectrices et des antioxydants, l'on arrive à en ralentir l'évolution dans une proportion de vingt-cinq pour cent environ. C'est au deuxième stade, lorsque la dégénérescence maculaire prend une forme «humide» et que les symptômes sont une déformation de l'image puis une baisse radicale de la vue en quelques jours, que tombe un diagnostic plus sévère. Mais là encore, il existe des traitements relativement efficaces. Dans quatre-vingt-dix pour cent des cas, on peut stabiliser la vision, voire l'améliorer légèrement chez trente pour cent des malades. Hélas! dans la seconde forme, dite «sèche», aucun traitement n'existe encore. Mais on peut imaginer que les recherches en cours, qui testent de nouvelles médications, conduiront aux résultats espérés. Dans la population vieillissante, six pour cent des gens de cinquante-cinq ans sont touchés par la dégénérescence maculaire. À l'âge de soixante-cinq ans, dix pour cent en sont atteints, à soixante-quinze ans, vingt-cinq pour cent et à quatre-vingt-dix ans, soixante pour cent. Or, le nombre de personnes dans cette tranche d'âge va en augmentant, ce qui justifie les efforts des chercheurs dans ce domaine. Il n'est cependant pas exagéré de croire que la vue des vieillards «rajeunira» grâce à la science dans les années à venir, leur permettant d'éviter le pire, c'est-à-dire de perdre la vue, ce sens qui nous rattache à la beauté du monde.

Vieillir c'est aussi une perte progressive de l'ouïe. À partir de soixante ans, on est en mesure de constater que l'on entend moins bien. C'est un handicap que refusent de reconnaître beaucoup de gens qui vieillissent. Ils blâmeront plutôt le «mauvais son» de leur appareil de télé, se plaindront du bruit permanent dans les restaurants et les endroits publics en général. La moitié des pertes auditives sont probablement dues aux sons intenses. Mais comme dans le cas de bien d'autres maladies, les mauvais gènes sont à blâmer. Aucune régénérescence n'est possible, mais la technologie vient compenser cette dure réalité. Les prothèses auditives sont, en effet, plus performantes que jamais. Heureusement, car à part la surdité d'origine génétique, la surdité moderne atteint des gens de plus en plus jeunes. Comment ne pas abîmer les neurones et les cellules sensorielles avec ces casques d'écoute qui, du matin au soir, crachent dans les oreilles des décibels bien au-dessus du seuil tolérable, avec les sons stridents, sourds ou aigus qui composent la musique à la mode? L'ouïe est sans doute le sens le plus malmené par les jeunes, qui prennent ainsi un «coup de vieux» bien avant l'heure.

Les seules personnes qui peuvent espérer conserver toute leur vie une audition parfaite sont celles qui vivent dans des contrées sauvages hors du bruit ou cloîtrées au fond des monastères. L'usure de l'ouïe est donc, pour la majorité des gens, affaire de prévention et d'acceptation de ce handicap lorsque l'on atteint le cap des cinquante ou soixante ans. Il vaut mieux porter une minuscule prothèse auditive que de se couper graduellement des activités sociales, si indispensables pour garder le moral et demeurer dans l'agitation de la vie même.

Une autre façon de se garder jeune, c'est d'entretenir et de protéger sa voix. Car une autre caractéristique de la vieillesse, c'est l'altération de la voix. La voix peut casser à tout âge, on le sait, et les chanteurs appréhendent ce moment. Mais elle se transforme avec l'âge, au point de devenir chevrotante. Le contraste brutal se vérifie auprès de ces septuagénaires liftées, au visage lisse mais à la voix fragilisée, sans musicalité, une voix en dents de scie, en quelque sorte. Chez les femmes, la voix devient plus grave, alors que chez l'homme, elle devient plus aiguë. Son intensité baisse et le timbre est plus rauque. L'usure des cordes vocales est responsable de ce phénomène. Ces deux muscles ont tendance à « fondre » avec le temps. Les cordes vocales parfaites se touchent, mais avec l'âge elles se perdent de vue, si l'on peut dire. Écoutez les vieillards, leur voix est soufflée plutôt que projetée et elle tremble également.

La chute d'œstrogène à la ménopause réduit la lubrification des cordes vocales. Les chanteuses utilisent de nos jours la chirurgie esthétique pour parer à ce changement. Les chirurgiens injectent du collagène dans leurs cordes vocales pour en augmenter le volume altéré. Mais on parle aussi de lifting dans le cas de cordes vocales gonflées par un œdème dû à la cigarette. Le médecin fait une incision, retire l'œdème, nettoie la corde et le tour est joué. Enfin, les spécialistes constatent que la voix féminine se modifie moins avec le temps qu'il y a quarante ans, et certains attribuent cette amélioration à la vie plus active des femmes. Mais homme ou femme, la meilleure façon d'entretenir sa voix et de la garder jeune est de parler. De parler fréquemment et abondamment. Il faut aussi s'astreindre à des activités physiques et tester sa capacité pulmonaire. Les gens qui chantent dans leur douche, dans leur voiture ou dans les soirées entre amis ignorent sans doute qu'ils empêchent leur voix de s'altérer et de perdre de son charme. À condition d'avoir abandonné la cigarette, ennemie jurée de la voix, sauf si on la souhaite enfumée.

Ils suent, ils transpirent, ils souffrent. Les adeptes de la musculature transforment leur corps en un bloc de béton. Ce sport extrême n'est certes pas la façon d'entretenir sa santé musculaire, et les «Monsieur Muscle» qui abandonnent l'entraînement frénétique voient fondre leur masse musculaire pour se retrouver avec un corps précocement vieux.

La musculature n'est pas au centre des préoccupations du commun des mortels. Pourtant, à partir de trente ans, le corps perd en force et en masse musculaire, si bien que l'on se doit de prendre soin de ses muscles. Ceux-ci sont précieux, car non seulement ils donnent de la force et du mouvement, mais ils aident à produire les hormones qui, elles, diminuent avec l'âge. La sarcopénie est une maladie du vieillissement accéléré des muscles que l'exercice physique peut améliorer chez les personnes de cinquante à soixante ans. Pour les plus âgés, il est quasi impossible d'en arrêter la détérioration. La recherche actuelle permet d'espérer pour l'avenir des médicaments qui remuscleront les personnes âgées afin de les libérer de l'immobilité dans laquelle les plonge la détérioration musculaire. À partir de trente ans, l'exercice physique régulier et modéré est le seul «médicament» pour retarder cette usure.

« J'ai mal aux os», disaient les anciens. L'expression est désuète mais la réalité, elle, est toujours d'actualité. Avec l'âge, l'arthrose, cette maladie du cartilage, produit une accélération de l'usure. Chez les femmes, elle se constate après la ménopause, alors que les symptômes apparaissent un peu plus tard chez les hommes. On connaît tous la fameuse boutade: «Si après cinquante ans, on se lève le matin sans aucune douleur articulaire, c'est qu'on est mort.» Le fameux mal de dos dû à la sédentarisation n'épargne même plus les moins de cinquante ans qui boudent l'exercice physique. Mal de la modernité, mal du siècle qui s'observe par la popularité des massages et autres soins du corps qui font la joie des propriétaires de spas disséminés à travers la planète, et avant tout dans nos pays, où ils étaient dans le passé réservés aux classes aisées. En cette matière, la seule prévention demeure l'exercice physique et l'usage modéré de l'alcool. Quant au tabac, les études épidémiologiques démontrent ses effets nocifs sur les os. Enfin, les articulations rouillées et les «vieux os» sont inévitables avec l'âge, mais notre carrosserie, pour parler comme mon ami, doit être l'objet de précautions et d'attentions au cours de la vie si l'on veut en minimiser l'usure, qui empoisonne la vieillesse en limitant la mobilité sans laquelle le corps devient une prison.

La science actuelle, qu'on aurait qualifiée de fiction avant les bonds gigantesques de la technologie médicale, arrivera-t-elle, dans un avenir moins lointain que la plupart ne l'imaginent, à réparer le corps humain pièce par pièce, organe par organe ? Tant que l'homme ne découvrira que ce qu'il peut imaginer – c'est-à-dire concevoir – avec son cerveau, l'éternité humaine demeurera l'expression de son désir de contrer la mort.

* * *

La peau, **un trésor** à protéger

LORSQU'IL EST QUESTION DE BEAUTÉ, ON OUBLIE SOUVENT D'INCLURE LA PEAU COMME UN DES ÉLÉMENTS DE SÉDUCTION. On peut dire d'une femme qu'elle est jolie, mais que malheureusement elle a une vilaine peau. Par contre, d'une femme moins jolie avec les traits plus ingrats, on remarquera la belle peau. Aux États-Unis, pour décrire une jolie femme, on lui dit souvent, non pas qu'elle est belle, mais *You have nice skin.* Une peau de pêche, une peau de bébé, une peau douce est un atout irrésistible pour plusieurs. Ce qui explique certainement l'engouement pour les produits de beauté, ceux du visage avant tout.

Je ne me souviens pas à quel moment j'ai acheté ma première crème pour le visage, mais dès l'âge de quatre ou cinq ans, je regardais ma mère, peu encline à s'occuper d'elle-même parce que trop occupée à ses tâches ménagères, s'adonner à un rituel quotidien matin et soir. Elle s'installait devant le miroir de sa vanité, prenait avec respect son pot de cold-cream de Pond's à la texture lisse et veloutée – dont le parfum est encore inscrit dans ma mémoire, et après avoir délicatement retiré avec son index l'équivalent d'un gros pois, elle appliquait sur sa figure la précieuse crème avec des petits mouvements circulaires, d'abord sur le front, puis autour des yeux et enfin sur les joues. Pour économiser, elle n'hydratait son cou qu'un jour sur deux. Nous vivions modestement et son cold-cream était le seul «luxe» qu'elle se permettait. Parfois, elle exprimait un regret de ne pouvoir s'offrir toutes ces crèmes dispendieuses qu'utilisait ma tante, sa sœur célibataire plus à l'aise qu'elle financièrement. Cette dernière ne jurait que par un petit pot d'une crème d'une blancheur éclatante, à la texture à la fois gluante et aérienne, dont le parfum subtil m'enivrait. Cette crème Roger Gallet, disparue du marché il y a quarante ans, coûtait cher, et ma tante n'était pas loin de considérer qu'en l'adoptant elle était entrée dans le club des femmes riches et célèbres. Elle estimait que son petit pot de potion magique la mettrait à l'abri des rides et des aspérités, résultats des peaux mal entretenues. Ma mère, incapable de s'offrir cette exclusivité importée de France, assurait que l'écart de prix entre cette dernière et son bon cold-cream américain ne donnait pas de résultats vraiment significatifs. « Regarde ma peau – comme elle est douce », disait-elle à sa sœur aînée. « Oui, mais tu vois les rides autour de tes yeux. J'ai dix-huit ans de plus que toi et j'en ai aucun. » « C'est parce que t'es plus grosse que moi. Les gros ont tous la figure lisse », répondait ma mère malicieusement.

J'ai donc été sensibilisée dès le plus jeune âge à l'importance de protéger son visage. Ma tante, elle, insistait aussi sur la nécessité d'enduire son corps de crème hydratante, ayant elle-même tendance à peler, comme elle disait. D'ailleurs, lorsque je la visitais, le soir avant d'aller au lit, elle frottait mon dos, mes jambes et mes bras d'huile d'amande douce. J'en aimais le parfum, j'adorais ses petits massages, tout en taisant l'inconfort suscité par l'huile glissante. Beaucoup plus tard, lorsque je serai enceinte, j'appliquerai des litres d'huile d'amande douce sur mon ventre à la peau tirée comme celle d'un tambour. À vrai dire, n'étant pas une adepte de la cosmétique et de produits de beauté en général, l'importance de prendre soin de ma peau s'est imposée à moi grâce à ma mère et à ma tante adorée.

À travers les époques, l'homme, sans connaître le fondement de ses agissements, a toujours de façon instinctive utilisé des éléments de son environnement pour se protéger du soleil. C'est inspiré par les animaux qu'il a tenté de protéger sa peau. Comme les éléphants qui l'entouraient, il a eu recours à la boue pour éviter les brûlures du soleil. Bien sûr, comme la science n'existait pas alors, c'est dans l'ignorance des composantes de la boue qu'il en a recouvert son corps. Or, nous connaissons, grâce à la recherche, les bienfaits réels de cette utilisation. Toutefois, les méthodes de protection n'étaient pas sans danger pour l'homme, car nous sommes au fait aujourd'hui des effets secondaires du recours à l'oxyde de plomb présent dans la glaise, et qui est désormais banni. Mais à ces époques lointaines, les gens ne vivaient pas assez longtemps pour en ressentir les inconvénients.

Le premier cosmétique vraiment hydratant est apparu après la Deuxième Guerre mondiale. La chimie, telle qu'on la connaît aujourd'hui, et qui a permis la découverte des antibiotiques, a donné son envol à l'industrie des cosmétiques, qu'il faut distinguer de celle des produits de beauté, dont l'efficacité est hautement contestable. Les scientifiques se sont mis à la recherche de crèmes pouvant véritablement hydrater la peau, qui peut devenir sèche pour diverses raisons. Reconnaissant que la peau est composée, entre autres, de phospholipides, les chercheurs ont compris que pour la réhydrater, il faut la « nourrir » de lipides. Faut-il souligner que sans hydratation l'homme ne survit pas ? La peau a elle aussi besoin d'hydratation pour assurer le renouvellement cellulaire. Une peau mal hydratée s'abîme et elle ne peut se réparer d'elle-même. L'hydratation est l'objectif majeur de l'industrie des cosmétiques et les grandes marques y consacrent environ cinquante pour cent de leurs produits. Le problème est de s'assurer de l'efficacité réelle des crèmes mises sur le marché. Nous l'aborderons plus avant dans ce livre.

Depuis la fin de la Deuxième Guerre mondiale, grâce aux connaissances de la physiologie cutanée, on commence à comprendre comment fonctionne la peau. Auparavant, l'on croyait que la peau n'était qu'un organe nous protégeant de l'extérieur, un organe d'osmorégulation assez banal avec peu de fonctionnalités. Une sorte d'enveloppe mécanique, en somme. Or, la réalité est tout autre. La peau est beaucoup plus complexe. Elle est même l'organe le plus important du corps. On est stupéfié lorsqu'on apprend que la peau couvre une superficie totale d'environ

1,8 mètre carré et qu'elle pèse environ cinq kilos. Les fonctions de la peau sont multiples. Elle joue notamment un rôle de protection, d'isolation, de contrôle d'évaporation, d'imperméabilité, et elle sert de réserve et de synthèse des hormones, dont la plus connue est la vitamine D. Bien sûr, il va sans dire que la peau est intimement associée à la beauté. N'est-ce pas la première chose que l'on remarque chez une personne ? L'avancement des connaissances médicales et de la physiologie cutanée permet d'en comprendre les mécanismes, et aussi comment intervenir pour empêcher, par exemple, sa déshydratation. On sait désormais que l'oxydation est l'un des problèmes les plus importants à contrer pour empêcher la détérioration des cellules de la peau.

L'oxydation est le deuxième mécanisme cutané à avoir été étudié par les chercheurs. Comme les antioxydants empêchent la dégradation accélérée de l'ADN, des protéines et des lipides, les scientifiques ont pensé qu'il serait bon de les prendre à titre préventif, puisque nous subissons tous les jours des agressions par le soleil et la pollution. À noter que le soleil, de par l'émission de rayons UVA et UVB, est sans doute le plus grand créateur de radicaux libres responsables d'oxydations indésirables. En entrant en contact avec nos cellules, le soleil, à cause de ses rayons UVA et UVB, engendre des problèmes liés à des réactions d'oxydation. Il est bien connu que les gens à peau blanche sont particulièrement sensibles à l'exposition au soleil. En corrélation, les cancers de la peau sont très nombreux là où les gens à la peau blanche vivent sous un climat tropical. Pensons à l'Australie, par exemple. Ses premiers habitants n'étaient pas des Blancs, et leur peau a évolué à travers le temps vers une pigmentation foncée, assurée par la mélanine, qui les a protégés du soleil. Les Caucasiens à peau blanche n'ont pas le même niveau de protection naturelle, fruit d'une évolution de milliers d'années, et en ce sens, ils ne sont pas génétiquement armés pour vivre sous les tropiques sans conséquence sur leur peau. Les produits contenant des filtres solaires, dont l'efficacité est indiquée par le facteur de protection solaire (FPS), prennent ici toute leur importance afin de se protéger des rayons UVA et UVB qui causent le vieillissement prématuré de la peau, voire le cancer.

Il est important de souligner ici que l'exposition au soleil comporte de grands avantages et qu'elle est indispensable à la peau. Ses rayons permettent la synthèse de la mélanine et de la vitamine D. La mélanine absorbe les ultraviolets.

Quant à la vitamine D, nous connaissons ses vertus, par exemple celle de fixer le calcium dont la carence entraîne le rachitisme. On trouve la vitamine D dans les aliments comme les œufs, le beurre, les poissons gras et dans l'exposition au soleil. Le soleil qui nous attire tant est donc aussi nécessaire à la vie et, on l'aura compris, c'est une exposition immodérée à ses rayons qui peut comporter des dangers pour la santé. Comme pour l'alcool, la modération est de mise.

La peau est donc un organe essentiel qui comprend trois couches : l'hypoderme, le derme et l'épiderme. Cette dernière couche, la plus externe, n'est pas vascularisée. C'est celle qui nous protège, qui nous sert de barrière cutanée. Un peu plus en profondeur se trouve le derme, dans lequel on retrouve le collagène, l'élastine et quelques autres fibres très importantes, dont l'acide hyaluronique. On peut faire des injections de collagène et d'acide hyaluronique pour contrer l'usure du temps sur le visage. L'acide hyaluronique a la propriété de retenir beaucoup d'eau. En chirurgie esthétique, lorsqu'on l'injecte dans les plis nasogéniens, par exemple, ses molécules prennent de l'expansion, ce qui permet d'ajouter un peu de volume au visage. Cette seconde couche de peau, qu'on appelle couramment le derme nourricier, contient ces fibres tridimensionnelles de collagène, d'élastine et d'acide hyaluronique qui assurent la viscoélasticité de la peau et lui confèrent une certaine fermeté. Cette couche de la peau est vascularisée.

Pour bien protéger sa peau, il faut la connaître. Son flétrissement est un phénomène qui ne surgit pas tout à coup. Il peut être retardé, dans la mesure où l'on accorde à sa peau une attention particulière, et ce, dès le moment où la croissance se termine. Les adolescents qui doivent subir les assauts de l'acné dus aux changements hormonaux ne connaissent guère la légèreté d'esprit des jeunes à la peau de pêche, sans aspérité et à l'apogée de l'éclat juvénile. Or, la prévention devrait commencer très jeune. Par l'utilisation de produits solaires, cela va de soi, et dans la vingtaine, par de bons produits de soins cosmétiques qui, aujourd'hui, ne sont plus réservés qu'aux femmes. Ce que certains appellent l'approche antiâge est avant tout une approche santé qui devrait nous permettre d'afficher à cinquante ans les signes de vieillissement d'une personne de quarante ans, et non ceux de quelqu'un de soixante ans.

L'idéal, c'est de commencer à s'occuper de notre peau dès que la croissance est terminée. Il n'est pas difficile de convaincre les jeunes filles d'aujourd'hui, qui sont par ailleurs prêtes à se soumettre à la chirurgie esthétique, des bienfaits des crèmes hydratantes. Plusieurs d'entre elles en usent à tort et à raison, obsédées qu'elles sont par leur image. Mais la majorité des filles ont un comportement plus raisonnable. Les soins de prévention font partie intégrante de leur hygiène personnelle. Les jeunes hommes sont eux aussi devenus plus attentifs aux soins de leur visage, encouragés en cela par la publicité, bien sûr, mais n'oublions pas que celle-ci s'inspire de la culture du narcissisme des années soixante et soixante-dix. Si les hommes gays ont d'abord été la cible visée par les fabricants de produits de beauté, les métrosexuels et autres hétéros soucieux de leur image sont maintenant devenus des consommateurs de produits de beauté. Fini le temps où les hommes se lavaient la figure avec un quelconque savon. Des lignes de soins sophistiqués leur sont maintenant réservées. Les hommes ont un avantage sur les femmes du fait que leur peau est plus épaisse. Les activités enzymatiques y sont distinctes, si bien que les débalancements surviennent plus tard que chez les femmes. Hélas, avons-nous toutes envie de soupirer…

Une femme de quarante ans risque, si elle ne recourt pas à des interventions du type Botox ou autre, d'avoir une peau plus marquée que celle d'un homme du même âge. Nombreuses sont les femmes qui, à cause de l'extrême minceur de leur peau, deviennent ridées. Ces rides prématurées résultent de nombreux facteurs, le plus important étant la diminution du collagène. Chez les Asiatiques cependant, le phénomène de vieillissement de la peau se vérifie d'abord par l'apparition de taches pigmentaires. Les rides apparaissent plus tard que chez les Caucasiens. Entre les Blancs et les Asiatiques, les signes de vieillissement sont donc inversés dans le temps, ce qui explique que les Blancs envient l'absence de rides des Asiatiques jusqu'à un âge avancé, et qu'ils sont incapables de deviner leur âge.

De plus, les femmes, à cause de leurs hormones, ont tendance à avoir une peau plus sèche que celle des hommes. Ces derniers, grâce à la testostérone qui stimule la production de sébum, ont une peau normalement plus grasse. Les mécanismes de vieillissement sont les mêmes pour les deux sexes, mais leur importance diffère. Les produits pour hommes comportent donc souvent les mêmes ingrédients que ceux destinés aux femmes, mais dans des proportions différentes. Par exemple, les hommes, en se rasant tous les matins, desquament leur peau, c'est-à-dire que le rasoir enlève la couche externe de la peau, créant ainsi une inflammation. Un soin réservé aux hommes doit donc contenir suffisamment d'éléments apaisants et d'antiinflammatoires pour compenser l'irritation infligée par le rasage et l'inflammation qui s'ensuit. Par contre, la peau de l'homme, normalement plus grasse, exige moins d'hydratants que celle de la femme. Chez elle, le déficit en hydratation rend la plupart des produits antiâge inefficaces. Seules des crèmes *boostées* d'hydratants, en quelque sorte, sont réellement efficaces.

Comme on le voit, la peau est véritablement un trésor à protéger. Pour la majorité des femmes, l'apparition des premières rides est une épreuve. Aucune femme ne découvre ce signe de vieillissement sans un pincement au cœur. En décembre 2011, un quotidien de Montréal demandait à ses lecteurs d'inscrire leur rêve sur une pancarte. Une femme d'une cinquantaine d'années apparaissait en tenant à bout de bras une pancarte sur laquelle on pouvait lire : « Je rêve de vieillir heureuse avec mes rides. » Toutes ne partagent pas son avis, et un nombre grandissant d'hommes pensent la même chose.

Pourtant, il existe une discrimination qu'aucune charte des droits de la personne ne pourra modifier. D'une femme ridée l'on dira : « Elle était belle plus jeune », alors que l'homme qui a un visage ridé et buriné, des poches sous les yeux et des ridules étoilées encadrant son regard provoquera l'admiration : « Il est sexy, ça se voit qu'il a vécu. » Cette injustice, aucune crème, aucune chirurgie ne la fera jamais disparaître.

* * *

Le mythe de la jeunesse

«MON DIEU QUE J'ÉTAIS BELLE!» Combien de fois n'avons-nous pas entendu une femme, jeune ou vieille, s'exclamer devant une photo d'elle prise des années auparavant? Or, il est probable que cette personne, à l'époque où on l'a photographiée, se trouvait plus ou moins moche. En fait, rares sont les jeunes filles, en particulier les plus belles, qui croient à leur beauté. Le miroir féminin est toujours déformant et l'on n'a qu'à observer les femmes qui se regardent devant une glace pour s'en rendre compte.

Le XXe siècle fut celui de l'apparition des classes d'âge. La génération des baby-boomers est probablement la première à avoir pris le pouvoir dans toutes les sphères d'activité en vertu de l'âge. Durant des siècles, les jeunes attendaient plus ou moins patiemment que leurs aînés se retirent et adoptaient alors le comportement, l'allure et souvent les idées de leurs prédécesseurs, seule référence à leurs yeux pour parvenir au pouvoir.

La jeunesse est synonyme de vitalité, d'ardeur, d'espoir et de nouveauté, ce qui ne signifie nullement que les jeunes soient, de ce fait, dépositaires de toutes ces caractéristiques. De nos jours, être jeune est non seulement un état de fait mais un idéal de vie. La jeunesse est devenue le barème par lequel l'on juge une personne. D'ailleurs, l'extension du terme «jeune» témoigne du phénomène. Par exemple, l'on dira d'un homme de quarante-cinq ans qu'il est jeune, comme si la jeunesse avait franchi les limites qui lui étaient réservées dans le passé. Jusqu'à quel âge, alors, peut-on dire aujourd'hui qu'une personne est jeune? Nous avons abordé ce sujet dans un chapitre précédent. Le mythe de la jeunesse impose aujourd'hui sa loi. L'objectif est d'avoir l'air jeune, et ce, jusqu'à tard dans la vie.

La mode et les produits de beauté s'adressent aux jeunes. Les crèmes s'annoncent rajeunissantes, les vêtements s'inspirent de l'allure adolescente, décontractée jusqu'au relâchement. Des femmes de plus de soixante ans se promènent avec des jupes écourtées, les mêmes que celles de leurs filles, voire de leurs petites-filles. D'une certaine façon, l'adolescence, cette période tourmentée de la vie que plusieurs sont heureux de quitter, est devenue la référence esthétique des générations plus âgées. La mode féminine impose sa tyrannie. Il faut avoir dix-huit ans et frôler l'anorexie pour trouver des vêtements, de saison en saison. Inutile de reprendre ici le débat sur les conséquences néfastes de l'imposition d'une image irréelle de la femme à travers la mode. Il apparaît évident, cependant, que les femmes, et de plus en plus d'hommes, précisons-le, non seulement n'acceptent plus de vieillir mais que les uns et les autres deviennent très tôt préoccupés des signes de vieillissement de leur corps, qu'ils ressentent comme une perte plus ou moins douloureuse. La peur de vieillir a « rajeuni », si l'on peut dire. À trente-cinq ou quarante ans, nombreux sont ceux qui l'expriment, alors que dans un passé récent, il fallait atteindre le demi-siècle avant qu'une personne manifeste ce malaise de prendre de l'âge.

La publicité donne à penser que l'on doit et que l'on peut rester jeune toute sa vie. Ce n'est pas un vœu pieux, si l'on se réfère à un état d'esprit, à une attitude face aux années qui passent, mais cette injonction peut être à la limite néfaste s'il s'agit de l'usure du corps. Comment expliquer que les filles, à vingt ans, guettent avec anxiété la moindre ridule, le moindre cerne sous leurs yeux? Qu'elles se préoccupent à trente ans de très légères rides d'expression, qu'au début de la quarantaine, elles s'emploient à débusquer le moindre froissement au cou, l'apparition d'un froncement plus marqué au-dessus du nez? On ne s'attardera jamais assez sur le rôle du miroir dans la vie des femmes et dans celle de plus en plus d'hommes, ces narcisses de la mythologie grecque. La recherche de sa propre image n'est pas un phénomène moderne, l'homme ayant toujours été obsédé par son image, mais notre époque exacerbe les préoccupations pour le corps. Elle crée, à travers la mode, des espoirs de jeunesse et de perfection irréalistes, ou plus exactement irréels. Pour contrer ces impostures – car la jeunesse ne permet pas d'atteindre cet idéal de beauté, d'où les frustrations et les douleurs éprouvées par la très grande majorité des jeunes qui ne correspondent pas à ces canons – on donne dans la rectitude politique. Les gros, les petits, les laids revendiquent le droit à la différence car leur vie sociale peut se transformer en épreuve douloureuse, et ce, sans espoir pour certains.

Il faut noter que plus le mythe de la jeunesse impose sa tyrannie, plus la rectitude politique s'affirme. Cela pour masquer la dure réalité de l'hypocrisie sociale face au vieillissement, aux imperfections physiques et aux handicaps divers. La tolérance officielle sert de paravent aux intolérances profondes. Vieillir demeure une forme d'obscénité et les tares ou les défauts physiques sont pris en compte dans l'évaluation d'une personne. Le chemin pour parvenir au respect de l'autre, c'est-à-dire de celui qui ne correspond pas aux critères de beauté de notre époque, est encore inatteignable. Alors on a changé le vocabulaire pour masquer la réalité. Désormais, on n'est plus gros, on est enveloppé. On est plus petit de taille, on est trapu ou pas très grand. Mais les mots font écran à l'obsession d'être parfait selon les critères dont font l'éloge les milieux de la mode. Et à l'évidence, la popularité des moyens pour effacer les imperfections de naissance ou les signes de vieillissement n'est pas près de diminuer. Au contraire, les diverses chirurgies ou interventions esthétiques rejoignent de plus en plus de personnes et ces dernières, après les avoir découvertes, ne peuvent souvent plus s'en passer. Normal puisque vieillir est un processus permanent, que les signes physiques du vieillissement se multiplient avec les années, et que, par conséquent, le recours à de plus en plus d'interventions devient une nécessité pour plusieurs. Seules les contraintes monétaires limitent l'accès aux soins esthétiques pour la grande majorité des gens qui se préoccupent de leur apparence et du bien-être de leur corps. Prenons par exemple les produits de beauté jadis réservés aux femmes et à une infime minorité d'hommes gays ou appartenant à des milieux dits marginaux, comme le show-business, la mode, la coiffure, tous ces domaines où l'image s'impose. De nos jours, les hommes politiques, comme les stars du monde des affaires, d'ailleurs, ont une conscience aiguë de leur image. Et ils prennent les moyens nécessaires pour la rendre la plus attrayante possible. Sous la pression du jeunisme ambiant, non seulement ils se soumettent à l'exercice physique à haute dose, mais ils ont recours aux cosmétiques et ne reculent pas devant les injections de Botox et la chirurgie esthétique. Rester jeune semble devenu, pour un nombre croissant de gens, indissociable de la réussite professionnelle et matérielle. Paradoxalement, la maturité et l'expérience, qui furent longtemps des qualités primordiales pour accéder au pouvoir, doivent maintenant être camouflées, en quelque sorte, par une allure rajeunie, saine et énergique.

Ces constatations ne doivent pas être interprétées comme un éloge du fatalisme, de l'acceptation passive du délabrement physique et de la dégradation du corps. Au contraire, le souci de résister aux détériorations de l'âge est un signe de vitalité, de soif de vivre et, à certains égards, une indication de la qualité du moral d'une personne. À vrai dire, dans notre contexte moderne de mythification de la jeunesse à tout prix, les préoccupations esthétiques témoignent d'une volonté d'échapper à la mise à l'écart sociale, professionnelle et même personnelle. Il faut lutter contre la loi des classes d'âge en revalorisant les différences entre les personnes. Les chartes des droits de la personne protègent de la discrimination par l'âge, mais elles ne peuvent contrer la discrimination naturelle qui favorise la beauté, l'élégance physique, le charme et l'allure juvénile. Avoir l'air plus jeune que son âge devient, dans ce contexte, une nécessité pour plusieurs.

Mais comment maintenir cette juvénilité sans tomber dans l'exagération, la caricature, voire le pathétique? Comment perdre du poids raisonnablement? Comment s'habiller jeune sans être ridicule? Comment se maquiller ou user de la chirurgie esthétique sans tomber dans l'outrance, lorsqu'on a soixante ans et plus? La maigreur qui altère le visage a souvent pour effet de vieillir davantage ceux qui se l'imposent. Un homme de cinquante ou soixante ans à la figure émaciée par trop d'exercice physique possède un physique juvénile, mais le contraste peut être brutal entre sa tête et son corps. Une tête de petit vieux sur un corps affiné risque d'accentuer l'âge et renvoie une image fragilisée de l'homme. D'ailleurs, les femmes sont souvent portées vers des hommes plus enveloppés, qui dégagent une allure sécurisante, rassurante, joviale même. Quant aux femmes mûres à la silhouette quasi anorexique à force de privation de nourriture, de liposuccions et de chirurgies reconstructives à répétition, et qui ne jurent que par Jane Fonda ou autres stars au corps redessiné par le bistouri, elles finissent souvent par perdre de cette séduction faite de sensualité et se privent d'une sérénité qui appartient à l'art de vieillir.

À vrai dire, la peur de vieillir, lorsqu'elle devient obsessionnelle, accentue le vieillissement. La dégradation du corps, les légères défaillances de la mémoire, les hésitations exprimées face aux situations changeantes, comme les voyages ou les obligations sociales imprévues, sont des signes qui ne trompent pas. À quoi bon entretenir son corps, chercher à le rajeunir si l'esprit se laisse envahir par des peurs nouvelles – peur d'être malade, peur de l'inconnu, peur de l'époque dans laquelle on vit?

Rester jeune ne signifie pas retrouver ses vingt ans, mais plutôt ne pas accuser son âge, ni physiquement, ni psychologiquement, ce qui n'est pas à la portée de tout le monde. Il n'existe pas une telle chose que le lifting psychologique. Le bistouri est inutile et tous les produits cosmétiques, aussi révolutionnaires soient-ils, ne sont d'aucun recours contre la neurasthénie dans laquelle plongent trop de personnes hantées par le mythe de la jeunesse. Le développement de la chirurgie esthétique et de produits réparateurs semble croître avec une rapidité qui correspond à la demande d'un nombre considérable de gens, toutes classes confondues, au point où cette tendance doit nous faire réfléchir sur les valeurs de notre époque. Le miroir devient, en ce sens, l'indicateur des angoisses modernes.

* * *

Du Botox à l'artillerie lourde

IL NE SE PASSE PAS UNE SEMAINE SANS QU'APPARAISSENT, en couverture des magazines, des dossiers sur les diverses façons de rester jeune. Il ne se passe pas une journée sans que l'on croise dans la rue une femme que trahit un lifting plus ou moins réussi. Et dans la plupart des conversations entre femmes, on aborde ces thèmes. Cependant, parmi toutes celles qui ont recours à des interventions pour dérider ou lisser leur visage, « dégraisser » leur abdomen, faire disparaître leur culotte de cheval ou remonter ou transformer leurs seins, rares sont celles qui mettent cartes sur table en admettant ces « réparations ». J'ai moi-même des amies plus ou moins proches qui fréquentent leur docteur préféré, celui pour lequel elles ont un attachement particulier, mais qui, même sous la torture, n'admettraient jamais ces visites. Tout ce qui concerne la transformation du corps féminin, du maquillage à la chirurgie esthétique, relève de la mystification, des apparences, de l'illusion, ce sel sans lequel la séduction demeure sans résultat. Les hommes, plus nombreux que par le passé à avoir recours à la chirurgie capillaire et au Botox, entre autres, sont aussi discrets et davantage, à vrai dire, que les femmes, sur l'usage qu'ils font de la chirurgie esthétique. Mais c'est sans doute parce que chez trop de femmes on constate les effets les plus négatifs que celles-ci sont montrées du doigt ou font l'objet de dérision. L'actrice Emmanuelle Béart, après avoir gardé le silence pendant des années à ce sujet, a réussi à parler, dans une entrevue donnée au magazine *Elle,* en 2011 (et avec quel courage!), du ratage de ses lèvres, *boostées* outrancièrement, et que la terre entière a un jour commentées.

Georges Vigarello, auteur du remarquable ouvrage *L'histoire de la beauté,* note «qu'exposer un corps musclé, un beau visage revient à démontrer que l'on a sa vie en main». En ce sens, la chanson de Charles Aznavour *Tu te laisses aller* illustre bien cette réalité. Que pense-t-on, en effet, d'une personne peu soignée, à l'allure débraillée, qui accuse physiquement le poids de l'âge et de la dégradation physique?

«Maquille ton cœur et ton corps», chante Aznavour à une épouse qu'il veut reconquérir malgré son délabrement physique momentané. De nos jours, ce dernier pourrait réécrire la chanson en ajoutant: «Va faire lisser ton visage et resculpter ton corps» tant le recours à la chirurgie esthétique est devenu une nécessité pour plusieurs.

De nos jours, on fait non seulement des miracles en médecine esthétique, mais on est entré dans l'ère de la science-fiction. On n'a qu'à penser à la transformation de feu Michael Jackson, blanchi, la figure entièrement remodelée, au point d'être méconnaissable. Il existe des chirurgiens qui, attirés par l'appât du gain, sont prêts à répondre à toutes les demandes – même les plus extrêmes – de clients qui souhaitent renaître, en quelque sorte, dans un autre corps que celui dont la nature les a pourvus. Cette révolution qu'exerce le mythe de la jeunesse éternelle est en marche et rien ne semble freiner l'avènement d'un homme nouveau, dont le corps sera transformé à toutes les étapes de sa vie afin d'effacer ou d'altérer l'usure et les signes de vieillissement. En octobre 2009 s'est même tenu, en Hongrie, le premier concours de Miss Chirurgie plastique, où les concurrentes, âgées de dix-huit à trente ans, devaient toutes s'être soumises à des interventions plus ou moins invasives.

La chirurgie médicale a fait des bonds considérables grâce aux technologies modernes. Le corps humain est donc l'objet d'interventions autrefois impensables. Notre «carrosserie» peut être remise à neuf, désormais. Les hanches, les genoux, les épaules font l'objet de reconstruction, comme nous l'avons décrit dans un chapitre précédent, et ce, pour le bien-être de gens plus âgés ou handicapés par des accidents et qui recouvrent ainsi une mobilité perdue ou la capacité de se servir d'une main ou d'un bras, par exemple. Mais les chirurgiens esthétiques font des «miracles» qui peuvent poser des problèmes d'éthique, car cette spécialisation médicale est source de revenus considérables et les demandes des clients (peut-on parler de patients?) dépassent quelquefois l'imagination. On pense ici aux interventions réservées aux hommes, comme l'élargissement et l'allongement du pénis, sur lequel on peut aussi pratiquer une liposuccion, l'augmentation du gland et la remontée – on n'ose pas dire le lifting – du scrotum. Chez les femmes, l'on connaît déjà la réfection de l'hymen, qui se pratique surtout chez les jeunes femmes musulmanes qui ont perdu leur virginité et qui doivent la recouvrer avant de se marier, sous peine d'être rejetées par leurs nouveaux maris, ce qui les ferait tomber en disgrâce, ainsi que leur famille. C'est pour éviter pareil drame que ces jeunes femmes se prêtent à cette reconstruction qui coûte plusieurs milliers de dollars.

Il y a aussi des femmes qui souhaitent réduire les petites et grandes lèvres de leur vagin afin de rajeunir leur vulve, c'est ce qu'on appelle la nymphoplastie, et il ne faut pas croire que ce type d'opération ne concerne que les femmes plus âgées. Le sociologue canadien Richard Poulin a écrit sur la sexualisation précoce liée à l'exposition des toutes jeunes filles à la pornographie. Pour celles-ci, l'épilation complète du pubis et la nymphoplastie sont envisageables. D'où leur viennent pareilles préoccupations sinon des images du porno-sexe diffusées sur Internet?

On connaît aussi le lifting du vagin, auquel recourent avant tout les femmes après des accouchements ayant altéré la musculature du vagin. Dans un dossier sur la chirurgie esthétique publié dans le magazine français *Le Point* en avril 2010, une chirurgienne esthétique française, la docteure Sylvie Abraham, affirme que des filles de dix-huit ans sont amenées dans son cabinet médical par des hommes beaucoup plus âgés afin de subir cette opération, qui requiert deux jours d'hospitalisation et une anesthésie générale. La docteure Abraham affirme quant à elle refuser d'intervenir dans ce cas de figure, mais tous ses confrères n'ont pas ce genre de scrupule. Cette recherche de la perfection du sexe nous éclaire sur l'époque dans laquelle nous vivons. L'obsession d'un corps non pas parfait mais irréel, entretenue entre autres par la mode, est une dépendance moderne qui s'impose à nombre de personnes angoissées qui croient trouver dans la chirurgie esthétique la clé pour guérir leur mal de l'âme.

Cela dit, il faut distinguer les techniques invasives comme celles décrites plus haut et celles, semi ou non invasives, qui améliorent l'apparence et procurent à ceux qui en usent un réconfort certain, grâce à leurs résultats et d'une grande efficacité. Cette nouvelle médecine esthétique se développe à un rythme régulier. Les experts prévoient une augmentation des interventions de dix pour cent par an dans les années à venir, au détriment de la chirurgie esthétique, qui est en perte de vitesse malgré les avancées de la quincaillerie médicale.

Plusieurs interventions s'offrent à nous pour améliorer le visage. D'abord, les techniques au laser, afin d'effacer la couperose, les taches pigmentaires ou pour atténuer les ridules autour des yeux et du pourtour de la bouche, ces ridules redoutées que l'on découvre progressivement mais qui n'échappent plus au miroir des quinquagénaires. Il y a également le peeling, grâce auquel la peau retrouve momentanément son éclat, cet éclat de la jeunesse qu'on voudrait faire perdurer. Il y a aussi le nouvel engouement pour le blanchiment des dents, dont on voit les résultats chez les stars du cinéma, qui semblent toutes avoir un sourire trop blanc pour être vrai.

Les interventions les plus populaires sont celles du comblement des sillons nasogéniens, des plis trop marqués ou des cernes par des injections d'acide hyaluronique. Elles sont d'une durée d'efficacité inégale, selon la qualité de la peau. Les femmes y recourent donc à des fréquences diverses. Certaines une fois par an, d'autres aux six mois, mais elles sont aussi nombreuses à en être accros et à ne pas hésiter (il faut quand même en avoir les moyens) à s'y soumettre plusieurs fois par an. Ces injections, lorsqu'elles sont le fait de médecins habiles – ce qui n'est pas toujours le cas – entraînent des compliments du genre : « Mon dieu, que tu as l'air reposée ! » Ce qui provoque toujours un petit plaisir pervers, car la grande majorité des femmes n'avouent jamais leur secret. Il est aussi évident qu'avec l'âge, l'on aura tendance à désirer ces injections qui rééquilibrent les volumes du visage, qui s'affaisse inévitablement. Beaucoup de femmes qui refusent le recours au lifting – cette intervention invasive qui est souvent non réversible en cas d'incompétence du chirurgien – usent des injections d'acide hyaluronique comme d'un lifting liquide. Le docteur français Bernard Hertzog a même mis au point une aiguille canulaire et flexible qui rend cette intervention beaucoup moins invasive. C'est ce qu'il appelle l'injection avec compassion. On ne sent que le pincement de la seringue rigide qui perce la peau. Avec l'aiguille canulaire le docteur pénètre ensuite par cette ouverture sous la peau et injecte le produit avec délicatesse. Le patient ne sent rien. Finie la douleur. Mais la plupart se font injecter en même temps du Botox, qui lisse le front et s'attaque aux rides du lion au-dessus du nez et aux pattes-d'oie autour des yeux, ces signes redoutables qui nous font ressembler aux grands-mamans des gravures de contes pour enfants.

Le Botox, considéré par les uns comme l'ami incontournable des femmes, a aussi des détracteurs, qui refusent toute forme d'intervention, mais ils sont de plus en plus rares avec le temps. Car le Botox ne présente à peu près aucun risque et son effet immédiat est très satisfaisant. Soulignons aussi que pour les personnes plus âgées – à partir de soixante-cinq ans environ –, les techniques invasives comme les liftings, ou semi-invasives comme les peelings peuvent avoir des effets négatifs irréversibles. On sait que les peelings profonds sont extrêmement violents pour la peau. Ils peuvent parfois se comparer à des brûlures au deuxième degré, et même les peaux plus jeunes demandent des semaines de récupération. Le phénol, l'acide que l'on met sur la peau afin de la brûler, doit être utilisé avec une prudence infinie, sans quoi les conséquences sont dévastatrices. Chez les plus jeunes, après une longue récupération, la peau paraît nettement rajeunie car le collagène y a été refait à neuf, pour ainsi dire, et en abondance. Les résultats sont donc souvent spectaculaires. La question est de savoir si cette technique semi-invasive (car sans intervention chirurgicale) mais qui comporte des risques évidents, sera populaire à l'avenir, compte tenu des nouveaux développements de la dermatologie et de la cosmétique.

Le refus du déclassement social rattaché à la vieillesse, d'une part, et l'imperfection du corps, d'autre part, sont des sentiments qui se généralisent. On peut être troublé par le fait que de très jeunes filles, insatisfaites de certains détails de leur physique, ont recours à des pratiques invasives de chirurgie esthétique. On peut aussi déplorer que des septuagénaires risquent la sérénité de leurs vieux jours en se soumettant à des traitements invasifs irréversibles, dont les complications liées à leur grand âge pourraient altérer leur santé, voire mettre leur vie en danger.

À vrai dire, en la matière, chacun reste face à ses angoisses et à ses espoirs. Quels repères la société offre-t-elle, de nos jours, pour atténuer le vertige de vivre ? La chirurgicalisation pour des objectifs esthétiques a un prix très lourd et pose bien sûr des questions éthiques. Prenons le cas des actrices reconstruites de la tête aux pieds, que les médias présentent comme modèles aux femmes du même âge. Il y a ici une forme d'imposture à donner en référence des corps et des visages transformés, reconstruits, remodelés, amincis. Et que dire de cette imposture répandue dans les magazines qu'est l'utilisation du logiciel Photoshop, qui rajeunit des personnalités en effaçant les rides du visage, en affinant les corps d'un clic de souris ?

Il en va de la liberté de chacun de choisir, parmi cette panoplie de moyens que la chirurgie et la science mettent à notre disposition, les interventions qui lui conviennent, le satisfont et le réconfortent. Mais on ne peut s'empêcher d'éprouver un malaise et une tristesse devant les ravages causés chez certaines personnes par un trop grand nombre d'interventions. Porter attention à son corps, soigner sa personne relèvent du contrôle de soi. Mais l'obsession de la perfection physique exprimée par trop d'exercice, trop de chirurgie esthétique, trop d'injections de Botox ou d'acide hyaluronique ressemble davantage à une nouvelle dépendance moderne qu'à un contrôle de sa vie.

Les crèmes ne sont pas toutes miraculeuses

LES PRODUITS DE BEAUTÉ. L'expression elle-même fait fantasmer puisque la beauté est une notion de géométrie variable, comme on le découvrira dans un chapitre suivant. Nous sommes ici sur le terrain de l'irrationnel. Le marché des produits de beauté ne cesse de croître et il s'adresse à des consommateurs qui, même sceptiques, veulent croire aux bienfaits de toutes ces crèmes dont l'efficacité est loin d'être assurée. On peut trop souvent parler d'imposture, mais qu'importe, si ceux qui en font les frais persistent à acheter ce rêve d'être métamorphosés, d'améliorer leur image et de se rassurer.

L'industrie des cosmétiques répond donc à un besoin croissant, puisqu'une clientèle masculine vient désormais grossir les rangs des adeptes des soins de beauté. Les nouvelles générations d'hommes n'ont plus les réserves de leurs aînés quant aux «crèmes de bonnes femmes», comme disaient les *machos men*, il n'y a pas si longtemps, avec ironie et condescendance, en parlant des produits de beauté. Ils sont nombreux aujourd'hui, les hommes aux muscles bien roulés, aux cheveux décoiffés grâce au gel, qui ne sortent plus dans la rue sans s'être bichonnés et avoir enduit leur visage de leur crème hydratante ou rajeunissante, selon l'âge.

Les crèmes pour le visage et le corps ont donc la cote et l'industrie des cosmétiques, qui génère des milliards de dollars, ne ressent pas la même inquiétude que d'autres secteurs d'activité devant la crise économique actuelle. D'autant que les produits de beauté sur le marché offrent diverses gammes de prix pour que chacun y trouve son compte. Les pots de crème à cinq cents, voire à mille dollars – le rêve est souvent dans le prix – côtoient, sur les présentoirs, d'autres pots de crème à prix plus que raisonnables, qui sont parfois aussi efficaces, procurant du même coup aux consommateurs un sentiment de revanche sociale. Bref, les crèmes elles aussi se sont démocratisées.

Sont-elles miraculeuses pour autant ? Tant s'en faut. Car plusieurs fabricants de produits cosmétiques fondent leurs campagnes publicitaires sur certains produits actifs, « fétiches » dirait-on, dont on peut douter qu'ils possèdent les propriétés qu'on leur attribue. Par exemple, pour les novices que nous sommes tous, comment débusquer la vraie concentration de produits actifs dans la crème que l'on a choisie et dont on parle à ses amies avec un enthousiasme contagieux – souvent notre choix nous fut lui aussi dicté par une copine qui, en nous la recommandant, semblait nous faire une grande faveur. Combien de fois, dans ma vie, n'ai-je pas acheté des crèmes sur la recommandation d'amies qui m'avaient juré qu'elles allaient illuminer ma peau, altérer les petites aspérités et procurer une sensation de lifting au bout de quelques semaines ? Dans ma naïveté, il m'est arrivé d'y croire un peu, ignorant que les crèmes révolutionnaires de ces copines venaient en sus de travaux de chirurgie esthétique dont elles s'étaient bien gardées de me faire part.

Comment aussi s'y retrouver dans ces listes plus ou moins détaillées de nomenclatures chimiques indéchiffrables pour ceux qui n'ont pas de formation scientifique ? Impossible, à vrai dire, de savoir ce que contiennent ces crèmes, à part les ingrédients actifs, les seuls garants de l'efficacité promise, et encore faut-il que cette proportion d'ingrédients actifs soit suffisamment élevée. Or, ces ingrédients coûtent cher, très cher parfois, et comme le prix du produit doit être raisonnable, la crème «miracle» est délestée ou réduite de ces précieux ingrédients au profit d'autres, comme la vaseline, qui sont sans efficacité particulière mais inoffensifs.

Pour les produits haut de gamme, les résultats revendiqués (marketés) sont également grandement exagérés. Une marque de produits, dont on pourrait dire qu'elle est la Rolls-Royce de l'industrie, offre même des crèmes à plus de mille dollars le pot, sous prétexte qu'elles contiennent du platine, de la poudre de diamant ou d'or. Or, ces poudres précieuses n'ont jamais démontré, aux yeux des scientifiques, d'efficacité réelle. De la poudre aux yeux, l'expression prend ici tout son sens. Ceux qui achètent de tels produits sont-ils des victimes? Qu'achètent-ils, à vrai dire?

Ce cas de figure est exceptionnel, mais il n'en demeure pas moins qu'il illustre un problème récurrent de l'industrie des produits cosmétiques: les fabricants ne sont pas tenus de démontrer l'efficacité de leurs produits. Les lois qui encadrent cette industrie ne sont pas les mêmes que celles qui régissent l'industrie pharmaceutique. Or, l'industrie des cosmétiques aurait intérêt à suivre les méthodes et les exigences de cette dernière. Aucun médicament ne peut être mis en marché sans avoir fait au préalable ses preuves en termes d'efficacité. Des tests aussi rigoureux qu'irréfutables sont exigés avant d'avoir le droit de lancer un produit. On doit prouver non seulement la sécurité de celui-ci, mais également sa pertinence scientifique. Tant que la seule contrainte dans le marché des cosmétiques sera de prouver que le produit n'est pas dommageable pour la santé, les vendeurs de rêve sont assurés de bien servir leurs actionnaires.

Peut-on imaginer que l'industrie alimentaire ne soit pas légiférée de façon rigoureuse et que l'on doive choisir nos aliments uniquement en se basant sur l'influence des campagnes publicitaires et des informations que nous fournissent les publicitaires ? Serions-nous à l'aise d'offrir à notre famille des aliments sans être assurés qu'ils sont aussi bons pour la santé que sécuritaires ?

Sous la pression de la nouvelle écologie, les consommateurs sont devenus plus exigeants, parce que plus avertis. Les gouvernements légifèrent davantage, obligeant les entreprises à s'ajuster aux nouvelles réalités que sont l'obligation de transparence et la protection des consommateurs. Surtout que la mondialisation du commerce n'a pas que des effets positifs. Qui veut acheter des médicaments fabriqués dans des pays où les normes de sécurité alimentaires sont déficientes ? Qui souhaite s'enduire le visage et le corps de crèmes aux propriétés douteuses et potentiellement dangereuses ?

À l'avenir, l'industrie des cosmétiques devra rapprocher ses pratiques de celles de l'industrie pharmaceutique. Non pas que cette dernière soit sans reproches. Au contraire, nous connaissons les scandales entourant la commercialisation de médicaments qui se sont avérés parfois mortels pour certains. Cette industrie est critiquable et fait l'objet de nombreuses plaintes du public, mais les lois qui l'encadrent dans les pays occidentaux ont tendance à être de plus en plus sévères, et cela, au nom de la santé publique.

Qu'il s'agisse du développement d'un médicament ou d'un produit cosmétique, la première étape est la même dans les deux cas. Il faut identifier les cibles à atteindre, et choisir les meilleures molécules que la planète peut offrir, qu'elles soient d'origine marine, botanique ou issues de la biotechnologie. Enfin, il est clair qu'on doit utiliser les doses optimales d'efficacité avérées.

En pharmaceutique, les études sont soumises à trois phases, ce qui suppose des investissements de centaines de millions de dollars. Dans le domaine de la cosmétique, certains produits sont commercialisés sans avoir subi aucun test d'efficacité. Il arrive également qu'on se permette de tirer des conclusions à partir de tests auxquels on a soumis dix ou vingt personnes. Le public ignore que pour obtenir un résultat statistiquement significatif en pharmacologie, il faut entreprendre de longues et multiples études. Cela suppose des tests sur des centaines, voire des milliers de patients dans des hôpitaux différents et souvent à travers le monde. Dans le domaine des cosmétiques, on se contente trop souvent de petites études sans vraie rigueur scientifique.

En fait, la qualité des scientifiques qui œuvrent dans l'industrie des cosmétiques n'est pas ici en cause. Ce qui la distingue grandement de l'industrie pharmaceutique, c'est qu'elle est dirigée par des spécialistes du marketing. La plupart du temps, le « formulateur » du produit, en d'autres termes le chercheur, est soumis aux desiderata des gens de la mise en marché. Concrètement, le scientifique « formulateur » possède une liste d'éléments actifs qu'il utilise, mais pour lesquels il est contraint de respecter un budget strict. Par exemple, pour développer une crème antirides ou anticernes, le coût ne doit pas s'élever à plus de trois dollars. Le formulateur est donc obligé de tenir compte du fait qu'un minimum d'un dollar est imputé au coût de la boîte et du contenant. Il ne lui reste donc que deux dollars pour réaliser le produit. Il est alors contraint de diminuer au minimum les concentrations de produits actifs pour atteindre les objectifs financiers. Il choisira donc soit d'éliminer les molécules les plus dispendieuses, soit de garder toutes les molécules mais en allant en deçà de la dose optimale de réelle efficacité.

Ces pratiques nous éclairent et nous font comprendre pourquoi les consommateurs de produits cosmétiques sont aussi infidèles. La crème miracle s'avère vite décevante et l'on en change régulièrement, à la recherche d'une autre, en espérant qu'elle soit à la hauteur des résultats que la publicité nous fait miroiter.

Mais les temps changent. Nombreuses sont les femmes qui ont compris que le prix d'une crème pour le visage n'a pas grand-chose à voir avec son efficacité réelle. Sous la pression du public, l'autorité réglementaire de chaque pays pourra évoluer. Les gouvernements, dans ce domaine, n'ont qu'un objectif : la sécurité du produit. Et sous la contrainte du puissant lobby à la défense des animaux, les éléments actifs ne sont plus testés sur les animaux. Pour enregistrer un produit cosmétique en Europe en vue de le commercialiser, il faut maintenant fournir des certificats prouvant qu'il n'y a pas eu de tests sur les animaux pour le produit fini, ainsi que pour chacun des ingrédients actifs qui entrent dans sa formulation. Contrairement à l'industrie pharmaceutique, qui se sert des animaux comme cobayes pour les futurs médicaments, l'industrie des cosmétiques teste directement ses produits sur les humains. Comme quoi les lobbies de protection des humains n'ont pas la même force de frappe !

L'avenir de l'industrie des cosmétiques passe par un rapprochement avec les méthodes de l'industrie pharmaceutique, elle-même source de critique, mais qui est de plus en plus obligée de policer ses méthodes et sa démarche scientifique à cause de la pression sociale. Certaines entreprises de cosmétiques se démarquent par de nouvelles façons de développer leurs produits et une préoccupation permanente pour rendre leurs crèmes non pas miraculeuses, mais plus efficaces. La frontière qui sépare l'industrie pharmaceutique de ces nouvelles entreprises se réduit, et on parle dorénavant de cosméceutique, et non de cosmétique.

Aucune crème n'empêche de vieillir. Aucune crème ne fait disparaître les rides et les cernes. Aucune crème ne transforme la qualité de la peau dont on a hérité à la naissance. Aucune crème ne fait diminuer la taille ni ne lifte le cou, les seins et l'intérieur des cuisses, ces marqueurs de l'âge. Mais la science est suffisamment avancée pour mettre à notre portée des produits, non pas de beauté si insidieusement nommés, mais des crèmes cosmétiques pour prévenir l'altération de la peau, freiner quelque peu les effets du vieillissement, et avant tout, assurer l'hydratation de la peau, si nécessaire si l'on souhaite vieillir physiquement sans que le miroir nous déconcerte quotidiennement.

Le cosmétique idéal

LES MÉCANISMES LIÉS AU VIEILLISSEMENT DE LA PEAU SONT D'UNE GRANDE COMPLEXITÉ. Pour en arriver à créer le cosmétique idéal, il faut adopter une approche nouvelle, intégrale, qui tient compte de l'ensemble de ces mécanismes en y incluant de multiples actifs complémentaires, afin de contrer avec efficacité les effets du vieillissement.

D'abord, il faut répéter que la peau est constituée de trois couches : l'épiderme, la couche plus externe et qui n'est pas vascularisée – c'est-à-dire qu'elle ne contient pas de vaisseaux sanguins –, le derme, qu'on dit nourricier, qui est, lui, vascularisé, et l'hypoderme. Ce dernier est la couche la plus profonde de la peau, où se trouvent les cellules adipeuses. Les soins cosmétiques concernent essentiellement l'épiderme, même si les compagnies souhaitent mettre sur le marché des produits qui agissent sur le derme. L'explication est simple. Les réglementations et législations interdisent à l'industrie des cosmétiques de créer des crèmes qui pourraient, par la pénétration jusqu'au derme vascularisé, être absorbées par le système sanguin. Il s'agirait alors de médicaments plutôt que de produits de beauté. Les plus sérieuses des compagnies de cosmétiques ont comme objectif l'épiderme, bien sûr, mais aussi la frontière avec le derme, cette zone d'échange entre les deux couches.

Avec l'âge, l'hydratation de la peau s'altère. Or, dans une peau bien hydratée, les molécules d'eau se diffusent librement à partir du derme vers l'épiderme, où elles sont retenues par la couche lipidique. Car contrairement à ce que l'on croit, la peau s'hydrate de l'intérieur vers l'extérieur. Certaines molécules ont une action de porteuses d'eau. C'est le cas du glycérol et de l'acide hyaluronique si prisé des femmes qui s'en font injecter dans la figure comme agent de comblement par leur docteur préféré.

La diffusion doit donc équilibrer les pertes d'eau qui surviennent constamment à la surface de la peau, afin que cette dernière conserve son hydratation. Quant au glycérol cutané, il provient en partie de l'activité des glandes sébacées et en partie de la circulation du sang. Il est acheminé du derme vers l'épiderme par des transporteurs qui servent de canaux pour les molécules d'eau.

L'autre volet de l'hydratation est la rétention d'eau, dont se plaignent tant de gens avec l'âge. Ainsi, l'eau qui se diffuse déjà moins bien vers les couches supérieures de la peau s'en échappe également plus facilement. Avec comme autre conséquence la formation des rides. Le manque d'hydratation finit aussi par affecter la fonction de barrière de la peau qui devient plus vulnérable aux agressions, autant internes qu'externes. C'est ainsi que la peau, avec l'âge, est plus facilement irritable.

Tout le monde connaît les dégâts de l'oxydation de la peau, par le soleil entre autres, mais cette oxydation par les radicaux libres peut aussi être la conséquence des cellules inflammatoires, qui se développent avec l'âge. Parmi les dommages, il y a ceux qui affectent l'ADN à travers nos cellules, ou encore en provoquant des mutations qui accélèrent le processus de vieillissement. Le corps, bien sûr, a des mécanismes pour réparer l'ADN endommagé, mais ceux-ci perdent de plus en plus leur efficacité avec l'âge. La peau possède son système de défense antioxydant, mais le soleil et l'âge, ce couple maudit, laissent quand même des traces indésirables que l'on découvre graduellement et qui nous obligent à ne plus bouder les crèmes protectrices.

D'autres phénomènes sont aussi impliqués dans la dégradation de la peau, et les chercheurs du cosmétique idéal doivent en tenir compte. Les baisses d'énergie font dire d'une personne qu'elle a la peau fatiguée, non seulement plissée mais sans tonus, une peau qui a perdu de sa luminosité. Les défaillances du système immunitaire, qui sont susceptibles de provoquer des infections virales et des cancers, affectent également la peau.

Avec le temps, la pigmentation de la peau se modifie. Les peaux matures développent des irrégularités. On voit apparaître les fameuses taches brunes sur les mains et ailleurs sur le corps, surtout lorsqu'on s'est trop exposé au soleil. Aucun lifting, même le plus réussi, ne peut faire disparaître ces taches qui trahissent l'âge. Plus de quatre-vingt-dix pour cent des gens de plus de cinquante ans les subissent à des degrés divers. S'ajoute à cela la kératinisation de la peau, ce processus par le biais duquel l'épiderme produit sa couche protectrice. L'ensemble du processus est affecté par l'âge. Ainsi, les cellules de la peau d'une personne âgée sont plus rigides et plus fragiles. De là le danger, après un certain âge, de se soumettre aux peelings offerts par la médecine esthétique. De là aussi le danger de subir des liftings après un âge certain, car ceux-ci peuvent transformer le visage et lui donner une apparence à la limite de la science-fiction.

En regardant la peau un peu plus en profondeur, au niveau de la jonction de l'épiderme et du derme, on s'aperçoit que la cohésion entre les deux couches est réduite avec l'âge. Des études ont même démontré que cette altération de la cohésion commence dès l'âge de trente-cinq ans. C'est donc une erreur de croire que les produits cosmétiques ne devraient être utilisés que par des personnes plus âgées. On n'est jamais trop jeune pour commencer à prendre soin de sa peau.

L'âge altère aussi les cellules qui sécrètent le fameux collagène, qui est devenu une quasi-obsession pour les clientes à la recherche d'une crème miracle. C'est à cause de la diminution du collagène et de l'élastine qui en découlent que la détérioration des propriétés biomécaniques de la peau s'accentue.

On constate donc que plusieurs causes du vieillissement de la peau sont liées entre elles. Pour espérer une amélioration durable et, cela va de soi, efficace de ces dégradations inéluctables, les chercheurs doivent avoir une approche intégrale du produit cosmétique qu'on qualifierait d'idéale. Des crèmes qui contiennent des doses d'éléments actifs susceptibles d'intervenir dans les multiples facettes du vieillissement de la peau. Ces cosmétiques sont en voie de transformer radicalement l'univers des produits de beauté.

La première révolution – le mot n'est pas trop fort – est de faire avancer la science et reculer le marketing. En ce sens, les produits de l'avenir s'éloignent du «miracle» pour se rapprocher de la démarche scientifique. Nous avons dans un chapitre précédent fait référence à la cosméceutique, dont le nom est une contraction des mots «cosmétique» et «pharmaceutique». Celle-ci dispose d'outils importants. Les actifs cosmétiques produits par l'industrie sont de plus en plus sophistiqués. On trouve sur le marché des molécules extraordinaires, comme une molécule de synthèse qui est un antioxydant puissant et qui, en prime, s'autorégénère. Il existe aussi des molécules très efficaces pour rétablir les équilibres rompus. Et comment ne pas se réjouir de tous ces extraits de plantes, reconnus depuis des millénaires pour leurs propriétés si bénéfiques sur la peau, sans oublier certains produits actifs qui originent de la mer?

Tous ces produits peuvent se retrouver dans une bonne crème cosmétique, mais ce n'est pas suffisant pour en faire un cosmétique idéal. Il faut nécessairement utiliser la bonne concentration si l'on veut vraiment, non pas arrêter le vieillissement – ce qui est impossible –, mais s'attaquer avec efficacité à ses signes. La crème idéale doit contenir non pas une dose maximale d'éléments actifs, mais plutôt une dose optimale. En mettre trop serait un gaspillage du produit, ce qui ne risque pas d'arriver dans l'industrie actuelle qui, on l'a souligné, pratique plutôt l'inverse, en saupoudrant des molécules actives dispendieuses dans une base d'ingrédients qui ne coûtent rien.

Pour le moment, les fabricants de produits cosmétiques ne sont pas tenus d'indiquer le pourcentage de produits actifs dans leurs crèmes, si bien qu'ils peuvent vanter la présence d'actifs reconnus et populaires, comme le collagène ou l'ADN de saumon. Or, comme la plupart du temps les doses sont très faibles, les effets risquent aussi de l'être. Plusieurs consommateurs s'en rendent compte après une période plus ou moins longue et abandonnent le produit pour une autre marque aussi peu fiable.

Le cosmétique idéal doit aussi être formulé en tenant compte de possibles interactions physico-chimiques. Lorsque beaucoup d'ingrédients président à sa composition, cela n'est pas évident. C'est, en quelque sorte, un travail de moine, où les essais et les erreurs sont fréquents. Enfin, la formulation doit être stable. Nous avons tous expérimenté des crèmes qui ont changé de couleur, qui se sont liquéfiées ou asséchées après quelques mois d'usage, et ce, indépendamment du prix.

Une fois la recette trouvée, il reste encore deux étapes majeures à franchir: les tests d'innocuité et les tests d'efficacité. Les produits actuels courants passent le premier test, mais seul le cosmétique idéal est aussi efficace qu'on le prétend. Le couronnement, si l'on peut dire, de ce cosmétique de l'avenir repose sur la publication de ses résultats dans les

jusqu'à quarante-trois pour cent pour la crème Image Blanc.

La philosophie qui préside à l'approche intégrale répond aux exigences de nombre de personnes. Ces mêmes personnes que préoccupe leur bien-être physique, sans lequel une forme de sérénité risque de nous échapper. De la même façon qu'on s'interroge désormais sur les produits alimentaires, la viande, la volaille, les fruits et légumes qui n'altéreront pas notre santé à long terme, l'on se préoccupe désormais de la qualité et de l'efficacité de ces milliers de crèmes dont on nous vante les mérites, et ce, souvent sans fondements, par le biais du marketing. Avec l'avancement de la science et de la technologie, avec les exigences des consommateurs influencés par une écologie nouvelle soucieuse de transparence et de résultats probants, l'industrie des cosmétiques doit se policer en réduisant ses prétentions publicitaires. D'ailleurs, une proportion de plus en plus grande de gens ne sont plus dupes.

L'augmentation de l'espérance de vie transforme profondément nos sociétés occidentales. Et le paradoxe est qu'à peine sortis de l'adolescence, les jeunes se préoccupent de le demeurer et que les plus de cinquante ans investissent énormément d'énergie, de temps et d'argent à tenter de conserver des attributs de leur jeunesse envolée. Chaque matin, le miroir leur renvoie l'image de la réalité, cosmétique idéal sur la peau ou pas. Certains fuient cette image, d'autres s'en désolent et plusieurs s'en accommodent avec une sérénité qu'on qualifierait de thérapeutique. Personne n'échappant au vieillissement, ne vaut-il pas mieux tenter de vieillir avec grâce ?

Vieillir avec **grâce**

« CETTE PERSONNE VIEILLIT MAL. » Cette phrase, qui tombe comme un couperet, on l'entend régulièrement autour de nous. Difficile de fixer l'âge et les raisons pour lesquelles on commence à mal vieillir. Cette constatation, ce n'est pas au quotidien qu'on peut la faire, mais plutôt lorsqu'on retrouve une vieille connaissance après quelques mois ou quelques années. Soudain, on prend conscience que la personne qu'on a connue ne correspond plus à l'image qu'elle imposait à son entourage. Bien sûr, la transformation physique est évidente, mais ce qui frappe avant tout, c'est un malaise diffus, difficile à cerner, devant une atténuation légère de l'énergie, une fragilisation subtile mais perceptible dans les gestes, une façon différente de marcher, une vague fatigue inscrite dans le regard et un ralentissement à peine évident de l'enthousiasme. Et ce phénomène commence parfois dès la fin de la cinquantaine.

Une très vieille amie, écrivaine célèbre dans toute la francophonie et qui a plus de quatre-vingt-dix ans – un âge canonique dans le sens le plus fort du terme – m'a donné un conseil précieux, il y a vingt ans : « Il ne faut jamais, en vieillissant, s'entourer de personnes, même des amies, qui ne parlent que de maladie, de leurs médicaments, qui se mettent à craindre les déplacements, qui réduisent leurs intérêts à leur propre personne. » C'était dit brutalement, on en convient, mais on ne peut nier que vieillir c'est aussi s'enfermer dans son monde en limitant les contacts avec les générations plus jeunes. Il n'y a rien de plus revigorant, de plus contagieux que d'entretenir des relations d'amitié intergénérationnelles. À l'intérieur de la famille, pour les enfants et les petits-enfants, les parents sont forcément les vieux, si bien qu'à partir d'un âge, appelons-le « certain », on ne peut espérer de relation d'égalité qu'en dehors du cercle familial, là où l'âge est d'abord associé à l'expérience.

Le glissement vers la vieillesse se fait à notre insu. Il y a des femmes qui, à partir de quarante ans, appréhendent le passage des décennies. En ce sens, mal vieillir signifie refuser l'inéluctable. C'est vivre avec un sentiment d'injustice et de frustration permanent. Une amie d'enfance, connue publiquement en raison de son métier, a accordé un jour une entrevue à un magazine, elle avait alors autour de quarante-cinq ans. Lorsque la journaliste lui a demandé son âge, elle s'est rajeunie de cinq ans, me permettant du même coup de me rajeunir, moi, son aînée, puisque trois ans nous séparent. Je l'ai appelée pour la remercier, croyant que son sens de l'humour demeurait intact. Mal m'en prit. Furieuse et sans doute humiliée d'être démasquée, elle m'enjoignit de me taire. « Tu devrais cacher ton âge, me dit-elle. À soixante-dix ans, tu me remercieras. » On ne s'étonnera pas que cette ancienne amie n'ait de cesse de jouer à la jeune, qu'elle se soit soumise à de nombreuses chirurgies esthétiques, qu'elle picole plus qu'elle ne mange pour garder la ligne et qu'elle n'ait jamais fait le deuil du regard fasciné que les hommes portaient sur elle du temps de la splendeur de sa jeunesse. Un détail ? Son visage reconstruit la rend quasi méconnaissable pour ceux qui l'ont connue plus jeune.

Bien vieillir, c'est aussi assumer la dignité que commande l'âge. On ne peut plus se comporter avec l'insolence et le détachement de nos vingt ans. Il y a une façon cavalière ou triviale de s'exprimer qui passe plus difficilement. Une certaine réserve est donc de mise. Les injures, les insultes, intolérables à tout âge, deviennent pathétiques dans la bouche des vieux. Mais la plus grande des tristesses n'est-elle pas de voir tous ces vieux qui jouent aux jeunes? Qui s'habillent comme des ados dégingandés ou qui n'ont de cesse de se comparer physiquement aux plus jeunes dans des sports divers, prenant des risques que leur carrosserie peine à supporter. Ils sont nombreux, les hommes surtout, à être prêts à s'éclater les épaules, les coudes ou les genoux sur les courts de tennis pour prouver qu'ils sont au diapason des jeunes. Et que dire des apprentis joggers qui courent, au-delà de la raison, non plus pour garder la forme mais afin de prouver, à eux-mêmes et à leur entourage, qu'ils défient l'usure du temps?

Loin de nous bien sûr l'idée de dénigrer la pratique des sports, pour les gens âgés en particulier. L'exercice est fondamental à la santé physique et morale. Nous parlons ici d'un comportement adulescent (contraction des mots «adulte» et «adolescent») que l'on est à même d'observer chez nombre d'hommes, notons-le, qui ragent intérieurement de vieillir. À l'opposé, une proportion importante de mâles ont tendance à décrocher, en quelque sorte, de la vie. Les femmes âgées se plaignent souvent de leurs maris vieillissants qui se transforment en vieillards ronchonnants, ou qui se laissent glisser insidieusement vers une forme larvée de déprime permanente. Ce sont souvent des hommes qui, en bons machos, furent contrôlants toute leur vie. Des hommes valorisés par leur travail que la retraite écrase de l'ennui qu'elle distille en eux. Ces décrocheurs de la vie active – de la vie tout court, à vrai dire – semblent incapables de trouver en eux-mêmes un goût de vivre qui les inoculerait contre cet état. Ce sont des gens qui attendent la fin et qui rebondissent quelquefois dans des accès de colère injustifiée. La fatalité s'est abattue sur eux, ils se sentent impuissants et ils communiquent cette impuissance à ceux qui les entourent. Cette vieillesse-là s'apparente à la mort et c'est pourquoi tant de gens la redoutent.

Les femmes âgées, ce n'est pas qu'un lieu commun, semblent plus armées psychologiquement pour lutter contre les années qui défilent. Plus actives, plus énergiques, les veuves joyeuses – incluant celles qui vivent avec des morts-vivants – peuvent être tonitruantes, drôles et libérées. Elles parviennent à surmonter la sourde angoisse à laquelle aucune personne lucide ne peut échapper. Ces femmes demeurent actives sans efforts, sans complexes et sans peur, ayant le sentiment de revivre dans une liberté nouvelle. La retraite est le début d'un temps nouveau. Si elles sont en couple, elles entraînent parfois leur mari dans des voyages au bout du monde. «Je lui pousse dans le dos chaque fois que je propose de partir. Il me dit: "D'accord, mais organise tout, je ne m'occupe de rien." C'est exactement ce que je souhaite», m'a raconté une copine, revue par hasard, qui pétait le feu et à qui je demandais l'origine de sa vivacité débordante. «Puisqu'on va mourir, vivons à l'extrême» serait le slogan de ce type de femmes, dont seule la maladie pourrait freiner les ardeurs.

Il est évident qu'avancer en âge c'est être envahi par l'idée de la maladie. Mal vieillir, en ce sens, c'est aussi s'empoisonner l'existence en ne cessant de parler de toutes les calamités physiques et mentales qui nous guettent. Lorsque le «Comment vas-tu?» si anodin et souvent désintéressé déclenche un flot ininterrompu de détails sur les maladies de la personne, il y a péril en la demeure. Cette dernière rejoint alors la cohorte des vieux au regard tourné vers un passé souvent recréé et embelli par la nostalgie. En vivant les yeux fixés dans le rétroviseur, en s'accrochant aux souvenirs que la mémoire sélective se charge de trier, ces personnes finissent par radoter et se retirent ainsi dans les coulisses de la vie, qui leur échappe.

Souvent, ce type de personnes, hommes ou femmes d'ailleurs, va s'enfermer dans son statut de vieux, émaillant ses conversations de remarques du genre: «Moi, je suis trop vieux pour ça», «J'ai mal partout. Rendu à mon âge, tu comprendras», «Merci de l'invitation à dîner mais vous savez, je suis trop vieux pour sortir le soir.» Ces propos dérangent lorsqu'ils sont exprimés par des gens qu'on a connus actifs, combatifs et curieux de tout. Sans doute, le refus de vieillir qui les habite a fini par les transformer en fatalistes. Sans doute cherchent-ils à être plaints, sinon à faire pitié, et avant tout à attirer l'attention, étant secrètement paniqués d'être abandonnés. Or, leur attitude crée une vraie barrière avec les autres, les plus jeunes ou leurs contemporains vivants, qui sont ouverts sur l'époque. Ces vieux-là vivent mal et il arrive, hélas, que le désir de vivre finisse par s'éroder. Ils accueillent alors la maladie comme une délivrance. Consciemment ou pas, ces personnes ne survivent pas à leur vieillesse.

Dans un autre registre à l'opposé de cette résignation – chez des gens, faut-il le préciser, qui ne souffrent pas encore des maladies de la vieillesse, et qui s'attribuent donc sans résister les effets négatifs du grand âge –, on trouve les obsessionnels paniqués, ces vieux qui croient rester jeunes grâce aux bienfaits de la chirurgie esthétique. Trop de femmes âgées ont recours à des liftings qui effacent les rides, certes, mais qui leur donnent avant tout un visage interchangeable avec celui de toutes celles qui ont laissé le bistouri faire son œuvre d'éradicateur de traits et de rides d'expression. Contrairement à leur objectif, ces chirurgies ne redonnent pas de la jeunesse au visage, elles métamorphosent les vieilles en vieilles-jeunes, avec comme résultat de les faire paraître plus vieilles encore. Cet acharnement à vouloir se rajeunir, qui touche trop de femmes de soixante-dix ans et plus, nous fait réfléchir tout en nous plongeant dans un malaise indéfinissable. Ces visages figés aux traits calqués sur des poupées, pommettes relevées, lèvres gonflées, regard encadré dans une rigidité où les sourcils peinent à bouger, relèvent à vrai dire de la science-fiction. Ces transformations radicales et irréversibles enlèvent à celles qui s'y soumettent une partie de leur humanité. Elles les robotisent, en quelque sorte, ce qui explique sans doute notre trouble à les regarder. Et cet acharnement à vouloir à tout prix rester jeune, peut-on douter qu'il ne soit pas l'expression d'une très grande souffrance ? Ce mal de vieillir ne reflète-t-il pas aussi l'époque dont ces femmes sont des victimes sacrificielles ?

Il existe, rassurons-nous, de beaux vieux et de belles vieilles, mais leur beauté faite de sérénité, de sagesse, de curiosité intellectuelle, d'une vitalité certaine et d'un indispensable sens de l'humour n'est pas le fruit d'une mutation. Elle se prépare tout au long de la vie et, à partir de la fin de la cinquantaine, est détectable à l'œil nu.

Les gens qui vieillissent bien ne sont pas paralysés par la peur de prendre de l'âge. Non pas qu'ils s'en réjouissent – personne n'envisage la vieillesse comme un cadeau de la vie –, mais pour des raisons sans doute liées à leur philosophie de vie, leur envie de connaître, leur esprit toujours en alerte et la satisfaction qu'ils retirent des liens qui les unissent aux autres, ils apprivoisent l'idée d'avoir un jour à quitter ce monde.

Ces gens qui vieillissent avec grâce ne sont pas dépourvus de lucidité, les angoisses et les soucis ne leur sont pas étrangers, ils n'ont pas nécessairement été à l'abri des malheurs et leur condition sociale et économique est de peu d'importance dans leur façon de vivre.

Ce sont souvent des personnes aux passions diverses qui ont encore une capacité d'émerveillement, et qui, par fierté, prennent soin de leur corps et entretiennent une vie sociale riche et peu routinière. Ils sont rarement complaisants envers eux-mêmes. Ma tante préférée, morte à quatre-vingt-neuf ans en jouant au bingo, avait eu cette réponse spontanée à la question d'un médecin, qui était renversé par sa vitalité: «Comment avez-vous réussi à vous rendre à cet âge alors que vous en paraissez vingt de moins?» «Toute ma vie, j'ai ri, docteur», avait-elle répondu. Cette tante ne jurait que par sa crème Simon importée de France et dont elle recouvrait religieusement son visage soir et matin. Coquette, elle n'aurait jamais porté ces joggings affligeants que revêtent tant de gens âgés pour être plus confortables et qui leur donnent une allure de vieillards tassés sur eux-mêmes.

Tenter de vieillir avec grâce n'exclut pas le recours aux interventions esthétiques non réversibles. J'ai attendu longtemps avant de consentir à recevoir des injections de Botox, puis d'acide hyaluronique. Lorsqu'on passe une partie de sa vie sur les plateaux de télévision, il arrive un moment où, inévitablement, on doit avoir recours à ces «améliorations» sous forme de petites piqûres, dont les résultats sont plus ou moins évidents, selon le talent du médecin auquel on s'adresse. J'ai trouvé celui qui a compris sur-le-champ mes réticences. Je ne voulais pas changer de visage, je ne souhaitais pas rajeunir, je désirais éclairer ma figure, et surtout estomper quelques rides et combler les plis nasogéniens qui, sous l'éclairage de la télévision HD, ressemblent à des ruisseaux asséchés. D'ailleurs, avec cette maudite haute définition, même les jeunes de vingt ans doivent être maquillés et éclairés selon les règles de l'art. La vie est dure lorsqu'on fait un métier d'image et qu'on se retrouve côte à côte avec des splendeurs de vingt-cinq ou trente ans. Il faut croiser ces jeunes femmes dans les salles de maquillage pour découvrir l'importance démesurée, disons-le, qu'elles portent à leur corps, le visage avant tout.

Je n'avais donc pas le choix, il y a une quinzaine d'années, de subir une chirurgie afin de remonter les paupières que j'ai reçues en héritage. Petite, on disait que j'avais les yeux brillants mais le regard triste à cause de ces damnées paupières. Mais à cinquante ans, je ne tolérais plus ces lourdeurs pesantes qui me vieillissaient. Je ne supportais plus qu'on dise que j'avais l'air fatiguée alors que j'aurais pu alimenter une demi-douzaine de confrères et de consœurs en énergie.

J'ai eu recours aux injections beaucoup plus tard lorsqu'une copine française, star du petit écran et d'une beauté à faire pâlir les envieuses – dont je ne faisais pas partie –, m'a annoncé qu'elle quittait la télévision. «J'ai cinquante-deux ans, c'est terminé pour moi.» J'étais estomaquée. Elle a tenu parole et, par la suite, s'est confinée à des postes de pouvoir dans les médias, mais hors antenne.

Beaucoup de femmes actives passent le cap des cinquante ans avec un pincement au cœur, sachant que leur allure est indissociable du pouvoir qu'elles exercent. Le pouvoir dans leur vie professionnelle, et le pouvoir de séduction, dont aucune femme ne fait le deuil sans regret, sans être envahie par un flot d'émotions nouvelles, celles que suscite en elles l'idée de l'âge qui les rattrape. Or, le jeunisme ambiant les menace davantage que les hommes.

Vieillir avec grâce, c'est pouvoir admettre que la beauté et le charme ne sont plus liés à l'apparence physique. Bien sûr, certains hommes demeurent élégants, coquets même, et réussissent à conserver la *bella allura,* comme disent les Italiens. Les femmes âgées qu'on trouve belles ne sont pas des adeptes de la chirurgie cumulative et ne fréquentent plus régulièrement leur docteur préféré. Il existe de très belles vieilles dames qui nous réconcilient avec l'idée de l'âge. Elles n'ont pas été refaites de la tête aux pieds. Leur visage porte les marques de la vie avec ses joies, ses malheurs et ses passions. Ce sont des femmes d'exception, certes, mais elles devraient nous inspirer davantage que ces clones de la chirurgie esthétique, maquillés à outrance, qui ne peuvent cacher la seule partie du corps qui échappe au bistouri et trahit l'âge: les mains. Les mains sur lesquelles se lit l'âge réel. Les mains qui témoignent de l'usure du temps. Les mains, émouvantes de vérité.

Aucune transformation par la chirurgie, aucun cosmétique idéal ne peut apporter de consolation aux âmes tourmentées par la peur terrifiante des altérations physiques dues à l'âge. Aucune charte des droits ne met à l'abri de la discrimination par la beauté, laquelle s'altère inévitablement avec le temps.

Vivre avec grâce ne signifie pas se résigner, mais plutôt s'inscrire dans sa propre vie en respectant son rythme, en usant des progrès de la science avec discernement et intelligence, et en respectant ce corps si mystérieux, si surprenant, si fragile mais si résistant.

Vieillir avec grâce, ne serait-ce pas une autre façon de rendre hommage à la vie ?

* * *

REMERCIEMENTS

Les auteurs tiennent à remercier deux femmes sans qui l'écriture de cet ouvrage n'aurait pas été possible.

Madame Diane Bilodeau, titulaire d'un doctorat en physiologie de l'Université de Montréal, a cumulé plus de dix ans en recherche fondamentale au sein de centres universitaires au Canada et aux États-Unis. Depuis les dix dernières années, elle a contribué au développement de nouvelles technologies pour les industries nutracétique et cosmétique. Madame Bilodeau travaille maintenant comme consultante dans le domaine de la biotechnologie.

Madame Nancy Labonté a passé sa vie dans le domaine des cosmétiques. Elle a rejoint en 1996 l'équipe des Laboratoires Æterna, Atrium innovations et Unipex, sociétés crées par Éric et Luc Dupont, où elle fut directrice des ventes. Elle est aujourd'hui consultante dans le domaine des cosmétiques. Elle collabore entre autres au marketing de la gamme de produits IDC, tout en assurant la formation internationale des produits.

Les auteurs sont très reconnaissants envers ces deux femmes d'avoir accepté de partager avec eux leurs connaissances et leur vaste expérience.

TABLE DES MATIÈRES

Suivez-nous sur le Web

Consultez nos sites Internet et inscrivez-vous à l'infolettre pour rester informé en tout temps de nos publications et de nos concours en ligne. Et croisez aussi vos auteurs préférés et notre équipe sur nos blogues!

EDITIONS-HOMME.COM
EDITIONS-JOUR.COM
EDITIONS-PETITHOMME.COM
EDITIONS-LAGRIFFE.COM

Imprimé au Canada